人生必须知道的健康知识
科普系列丛书

临床营养
营养医生说营养

YINGYANG YISHENG SHUO YINGYANG

郑静晨　总主编

刘庆春　主　编

U0189122

中国科学技术出版社

·北　京·

图书在版编目（CIP）数据

临床营养：营养医生说营养/刘庆春主编. —北京：中国科学技术出版社，2016.3
（人生必须知道的健康知识科普系列丛书/郑静晨总主编）
ISBN 978-7-5046-7116-5

Ⅰ.①临…　Ⅱ.①刘…　Ⅲ.①临床营养－基本知识　Ⅳ.①R459.3

中国版本图书馆CIP数据核字（2016）第063132号

策划编辑	徐扬科　谭建新	
责任编辑	林　然	
责任校对	何士如	
责任印制	马宇晨	
封面设计	周新河	
版式设计	潘通印艺文化传媒·ARTSUN	

出版发行	中国科学技术出版社
地　　址	北京市海淀区中关村南大街16号
邮　　编	100081
发行电话	010-62103130
传　　真	010-62179148
投稿电话	010-62176522
网　　址	http://www.cspbooks.com.cn

开　　本	720mm×1000mm　1/16
字　　数	220千字
印　　张	13.75
印　　数	1—10000册
版　　次	2016年6月第1版
印　　次	2016年6月第1次印刷
印　　刷	北京东方明珠印刷有限公司

书　　号	ISBN 978-7-5046-7116-5 / R·1889
定　　价	38.50元

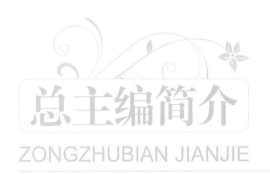

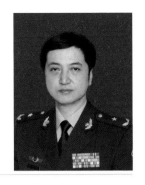

郑静晨，中国工程院院士、国务院应急管理专家组专家、中国国际救援队副总队长兼首席医疗官、中国武警总部后勤部副部长兼武警总医院院长，中国武警总医院现代化医院管理研究所所长。现兼任中国医学救援协会常务副会长、中国医院协会副会长、中国灾害防御协会救援医学会副会长、中华医学会科学普及分会主任委员、中国医院协会医院医疗保险专业委员会主任委员、中国急救复苏与灾害医学杂志常务副主编等，先后被授予"中国优秀医院院长""中国最具领导力院长"和"杰出救援医学专家"荣誉称号，2006年被国务院、中央军委授予一等功。

"谦谦为人，温润如玉；激情似火，和善如风"和敬业攀登、意志如钢是郑静晨院士的一贯品格。在他带领的团队中，秉承了"特别能吃苦、特别能学习、特别能合作、特别能战斗、特别能攻关、特别能奉献"的六种精神，瞄准新问题、开展新思维、形成新思路、实现新突破、攻克前进道路上的一个又一个堡垒，先后在现代化医院管理、灾害救援医学、军队卫勤保障、医学科学普及、社会公益救助等领域取得了可喜成就。

在现代化医院管理方面，凭借创新思维实施了"做大做强、以优带强"与"整体推进、重点突破"的学科发展战略，秉承"不图顶尖人才归己有，但揽一流专家为我用"的广义人才观，造就了武警总医院在较短时间内形成肝移植外科、眼眶肿瘤、神经外科、骨科等一批知名学科，推动医疗技术发展的局面。凭借更新理念，实施"感动服务""极致化服务"和"快捷服务补救"的新举措，通过开展"说好接诊一句话，温暖病人一颗心"和"学习白求恩，争当合格医务人员"等培训，让职业化、标准化、礼仪化走进医院、走进病区，深化了卫生部提出的开展"三好一满意"活动的实践。凭借"他山之石可以攻玉"的思路，在全军医院较先推行了"标杆管理""精细化管理""落地绩效管理""质量内涵式管理""临床路径管理"和"研究型医院管理"等，有力地促进了医院的可持续发展。

在灾害救援医学领域，以重大灾害医学救援需求为牵引，主持建立了灾害救援医学这门新的学科，并引入系统优化理论，提出了"三位一体"救治体系及制定预案、人员配备、随行装备、技能培训等标准化方案，成为组建国家和省（市）救援体系的指导性文件。2001年参与组建了第一支中国国际救援队，并带领团队先后十余次参加国内外重大灾害医疗救援，圆满完成了任务，为祖国争得了荣誉，先后多次受到党和国家领导人的接见。

在推广医学科普上，着眼于让医学走进公众，提高公众的科学素养，帮助公众用科学的态度看待医学、理解医学、支持医学，有效贯通医患之间的隔阂。提出了作为一名专家、医生和医务工作者，要承担医学知识传播链中"第一发球员"的神圣职责，促使医、患"握手"，让医患关系走向和谐的明天。科普是一项重要的社会公益事业，受益者是全体公民和整个国家。面对科普队伍严重老龄化，科普创作观念陈旧，运行机制急功近利等现象，身为中华医学会科学普及分会主任委员，他首次提出了"公众健康学""公众疾病学"和"公众急救学"等概念，并吸纳新鲜血液，培养年轻科普专家，广泛开展学术活动，利用电视和报纸两大载体，加强对灾害救援、现场急救、科技推广、营养指导、健康咨询等进行科普宣传，极大地提高了我国公众的医学科学素养。

在社会公益救助方面，积极响应党中央、国务院、中央军委的号召，发扬人民军队的优良传统，为解决群众"看病难、看病贵"及构建和谐社会，自2005年武警总医院与中国红十字会在国内率先开展了"扶贫救心"活动，先后救助贫困家庭心脏病患儿2000余人。武警总医院由此获得了"中国十大公益之星"殊荣，郑静晨院士获得全国医学人文管理奖。2001年，武警总医院与中华慈善总会联手启动了"为了我们的孩子——救治千名少数民族贫困家庭先心病患儿"行动,先后赴新疆、西藏少数民族地区开展先心病儿童筛查,将有手术适应证的患儿转运北京治疗,以实际行动践行了党的惠民政策,密切了民族感情,受到中央多家主流媒体的跟踪报道。

"书山有路勤为径,学海无涯苦作舟。"郑静晨院士勤奋好学、刻苦钻研,不仅在事业上取得了辉煌成就,在理论研究、学术科研领域也成绩斐然。先后主编《灾害救援医学》《现代化医院管理》《内科循证诊治学》等大型专著5部,发表学术论文近百篇,先后以第一完成人获得国家和省部级科研成果二等奖以上奖7项,其中《重大自然灾害医疗救援体系的创建及关键技术、装备研发与应用》获得国家科技进步二等奖,《国际灾害医学救援系列研究》获得华夏高科技产业创新一等奖,《国内国外重大灾害事件中的卫勤保障研究》获得武警部队科技进步一等奖等。目前,还承担着多项国家、全军和武警科研课题,其中"各种自然灾害条件下医疗救援队的人员、装备标准化研究"为国务院指令性课题。

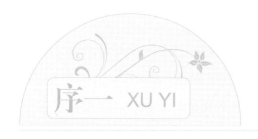

　　健康是人类的基本需要，人人都希望身心健康。世界卫生组织公布的数据表明，人的健康和寿命状况40%取决于客观环境因素，60%取决于人体自身因素。长期以来，人们把有无疾病作为健康的标准。这个单一的健康观念仅关注疾病的治疗，而忽视了疾病的预防，是一种片面的健康观。

　　在我国，人口老龄化及较低的健康素养教育水平，构成了居民疾病转型的内在因素，慢性非传染性疾病已经成为危害人民健康的主要公共卫生问题，其发病率一直呈现明显上升趋势。据统计，在我国每年约1000万例各种因素导致的死亡中，以心血管疾病、糖尿病、慢性阻塞性肺病和癌症为主的慢性病所占比例已超过80%，已成为中国民众健康的"头号杀手"。慢性病不仅严重影响社会劳动力的发展，而且已经成为导致"看病贵""看病难"的主要原因，由慢性病引起的经济负担对我国社会经济的和谐发展形成越来越沉重的压力，考验着我国的医疗卫生体制改革。

　　从某种层面理解，作为一门生命科学，医学是一门让人遗憾的学科，大多数疾病按现有的医学水平是无法治愈的。作为医生该如何减少这样的困境和尴尬？怎样才能让广大普通老百姓摆脱疾病、阻断或延缓亚健康而真正享受健康的生活？众所周知，国家的繁荣昌盛，离不开高素质的国民，离不开科学精神的浸染；同样，医学科学的进步和疾病预防意识的提升，需要从提高民众的医学科普素质入手。当前，我国民众疾病预防意识平均高度在世界同等国家范围内处于一个较低水平，据卫生部2010年调查结果显示，我国居民健康素养水平仅为6.48%，其中居民慢性病预防素养最低，在20个集团国中排名居后。因此，我们作为卫生管理者、医务工作者，应该努力提高广大民众的医学科学素养，让老百姓懂得疾病的规律，熟悉自我管理疾病的知识，掌握改变生活方式的技巧，促进和提高自我管理疾病的能力，逐步增强疾病预防的意识，这或许是解决我国医疗卫生体系现在所面临困境的一种很好的方式。中华医学会科学普及分会主任委员郑静晨院士领衔主编的《人生必须知道的健康知识科普系列丛书》，正是本着这样的原则，集诸多临床专家之经验，耗时数载，几易其稿，最终编写而成的。

这套医学科普图书具有可读性、趣味性和实用性，有其鲜明的特点：一是文字通俗易懂、言简意赅，采取图文并茂、有问有答的形式，避免了生涩的专业术语和难解的"医言医语"；二是科学分类、脉络清晰，归纳了专家经验集锦、锦囊妙计和肺腑之言，回答了医学"是什么？""为什么？""干什么？"等问题；三是采取便于读者查阅的方式，使其能够及时学习和了解有关医学基本知识，做到开卷有益。

我相信，在不远的将来，随着社会经济的进步，全国人民将逐步达到一个"人人掌握医学科普知识，人人享受健康生活"的幸福的新阶段！

中国医院协会会长　　　黄洁夫

二〇一二年七月十六日

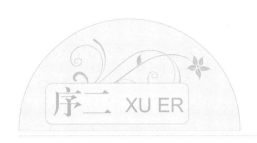

科普——点燃社会文明的火种

科学，是人类文明的助推器；科学家，是科学传播链中的"第一发球员"。在当今社会的各个领域内，有无数位卓越科学家和科普工作者，以他们的辛勤劳动和聪明智慧，点燃了社会文明的火种，有力地促进了社会的发展。在这里，就有一位奉献于医学科普事业的"第一发球员"——中华医学会科学普及分会主任委员郑静晨院士。

2002年6月29日，《中华人民共和国科学技术普及法》正式颁布，明确了科普立法的宗旨、内容、方针、原则和性质，这是我国科普工作的一个重要里程碑，标志着科普工作进入了一个新阶段。2006年2月6日，国务院印发了《全民科学素质行动计划纲要（2006—2010—2020年）》（以下简称《科学素质纲要》）。6年来，《科学素质纲要》领导小组各成员单位、各级政府始终坚持以科学发展观为统领，主动把科普工作纳入全民科学素质工作框架之内，大联合、大协作，认真谋划、积极推进，全民科学素质建设取得了扎扎实实的成效。尽管如此，我国公民科学素质总体水平仍然较低。2011年，中国科协公布的第八次中国公民科学素养调查结果显示，我国具备基本科学素养的公民比例为3.27%，相当于日本、加拿大和欧盟等主要发达国家和地区在20世纪80年代末、90年代初的水平。国家的繁荣昌盛，离不开高素质的国民，离不开科学精神的浸染。所以，科普从来不是纯粹的科学问题，而是事关社会发展的全局性问题。

英国一项研究称，世界都在进入"快生活"，全球城市人走路速度比10年前平均加快了10%，而其中位居前列的几个国家都是发展迅速的亚洲国家。半个多世纪以前，世界对中国人的定义还是"漠视时间的民族"。而如今，在外国媒体眼中，"中国人现在成了世界上最急躁、最没有耐性的地球人"。

人的生命只有一次，健康的生命离不开科学健康意识的支撑。在西方发达国家，每年做一次体检的人达到了80%，而在我国，即使是在大城市，这一比例也只有30%～50%。我国著名的心血管专家洪昭光教授曾指出：目前的医生可分为三种。一种是就病论病，见病开药，头痛医头，脚痛医脚，只治病，不治人。第二种医生不但治病，而且治人，在诊病时，能关注患者心理问题，分析病因，解释病情，同时控制有关危险因素，使病情全面好转，减少复发。第三种医生不但治病和治人，而且能通过健康教育使人群健康水平提高，使健康人不变成亚健康人，亚健康人不变成患者，早期患者不变成晚期患者，使整个人群发病率、死亡率下降。

由郑静晨院士担任总主编的《人生必须知道的健康知识科普系列丛书》的正式出版，必将为医学科普园里增添一朵灿然盛开的夏荷，用芬芳的笑靥化解人间的疾苦折磨，用亭亭的气质点缀人们美好生活。但愿你、我、他一道了解医学科普现状，走近科普人群，展望科普未来，共同锻造我们的医药卫生科技"软实力"。

是为序。

中国科协书记处书记　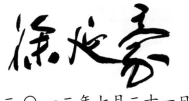

二〇一二年七月二十一日

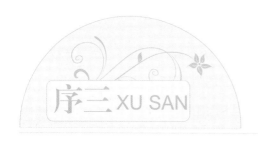

"普及健康教育，实施国民健康行动计划"。这是国家《"十二五"规划纲要》中对加强公共卫生服务体系建设提出的具体要求，深刻揭示了开展健康教育，普及健康知识，提高全民健康水平的极端重要性，是建设有中国特色社会主义伟大事业的目标之一，是改善民生、全面构建和谐社会的重要条件和保障，也是广大医务工作者的职责所系、使命所在。

人生历程，生死轮回，在飞逝而过的时光岁月里，在玄妙繁杂的尘世中，面对七情六欲、功名利禄、得失祸福以及贫富贵贱，如何安度人生，怎样滋养健康并获得长寿？是人类一直都在苦苦追问和探寻的命题。为了解开这一旷世命题，千百年来，无数名医大师乃至奇人异士都对健康作了仁者见仁、智者见智的注解。

为此，我们有必要先弄明白什么是健康？其实，在《辞海》《简明大不列颠百科全书》以及《世界卫生组织宪章》等词典文献中，对"健康"一词都作过明确的解释和定义，在这里没有必要再赘述。而就中文语义而言，"健康"原本是一个合成的双音节词，这两个字有不同的起源，含义也有较大的差别。具体地讲，"健"主要指形体健硕、强壮，因此，有健身强体的日常用语。《易经》中"天行健，君子以自强不息"说的就是这个意思；而"康"主要指心态坦荡、宁静，像大地一样宽厚、安稳，因此，有康宁、康泰、安康的惯常说法。孔圣人所讲的"仁者寿、寿者康"阐述的就是这个道理。据此，我的理解是"健"与"康"体现了中国文化的二元共契与两极互动，活脱就像一幅阴阳互补、和谐自洽的太极图：健是张扬，是亢奋，是阳刚威猛，强调有为进取；康是温宁，是收敛，是从容绵柔，强调无为而治。正如《黄帝内经》的《灵枢·本神》篇里所讲的"智者之养生也，必顺四时而适寒暑，和喜怒而安居处，节阴阳而调刚柔，如是，则避邪不至，长生久视"那样，才能使自己始终处于一个刚柔相济、阴阳互补的平衡状态，从而达到养生、健康、长寿的目的。而至于那种认为"不得病就意味着健康"的认识，是很不全面的。因为事实上，人生在世，吃五谷杂粮，没有不得病的。即使没有明显的疾病，每个人对健康与否的感觉也具有很大的主观性和差异性。换句话说，觉得身体健康，不等于身体没病。《健康手册》的作者约翰·特拉维斯就曾经说过："健康的人并不必须是强壮的、勇敢的、成功的、年轻的，甚至也不是不得病的。"所以，我认为，健康是相对的、动态的，是身体、心灵与精神健全的完美结合和综合体现，是生命存在的最佳状态。

如果说长寿是人们对于明天的希冀，那么健康就是人们今天需要把握的精彩。从古到今，人们打破了时间和疆界的藩篱，前赴后继，孜孜以求，在奔向健康的路上，王侯将相与布衣白丁，医生、护士与患者无不如此。从"万寿无疆"到"永远健康"，这里除了承载着一般人最原始最质朴的祈求和祝愿外，也包含了广大民众对养生长寿之道的渴求。特别是随着社会的进步、经济的发展、人们生活水平和文明程度的提高，健康已成为当下大家最为关注的热点、难点和焦点问题，一场全民健康热、养生热迅速掀起。许多人想方设法寻访和学习养生之道，有的甚至道听途说，误入歧途。对此，我认为当务之急就是要帮助大家确立科学全面的养生观。其实，古代学者早就提出了"养生贵在养性，而养性贵在养德"的理论。孔子在《中庸》中提出"修生以道，修道以仁""大德必得其寿"，讲的就是有高尚道德修养的人，才能获得高寿。而唐代著名禅师石头希迁（又被称为"石头和尚"）无际大师，91岁时无疾而终。他曾为世人开列的"十味养生奇方"中的精要就在于养德。他称养德"不劳主顾，不费药金，不劳煎煮"，却可祛病健身，延年益寿。德高者对人、对事胸襟开阔，无私坦荡，光明磊落，故而无忧无愁，无患无求。身心处于淡泊宁静的良好状态之中，必然有利于健康长寿。而现代医学也认为，积德行善，乐于助人的人，有益于提高自身免疫力和心理调节力，有利于祛病健身。由此，一个人要想达到健康长寿的目的，必须进行科学全面的养生保健，并且要清醒地认识到：道德和涵养是养生保健的根本，良好的精神状态是养生保健的关键，思想观念对养生保健起主导作用，科学的饮食及节欲是养生保健的保证，正确的运动锻炼是养生保健的源泉。

"上工不治已病治未病"，意思是说最好的医生应该预防疾病的发生，做到防患于未然。这是《黄帝内经》中最先提出来的防病养生之说，是迄今为止我国医疗卫生界所遵守的"预防为主"战略的最早雏形。其中也包含了宣传推广医学科普知识，倡导科学养生这一中国传统健康文化的核心理念。然而，实事求是地讲，近些年来，在"全民养生"的大潮中，相对滞后的医学科普宣传，却没能很好地满足这一需求。以至于出现了一个世人见怪不怪的现象：内行不说，外行乱说；不学医的人写医，不懂医的人论医。一方面，老百姓十分渴望了解医学防病、养生保健知识；另一方面，擅长讲医学常识、愿意写科普文章的专家又太少。加之，中国传统医学又一直信奉"大医隐于民，良药藏于乡"的陈规，坚守"好酒不怕巷子深"的陋识，由此，就为那些所谓的"神医大师"们粉墨登场提供了舞台和机会。可以这么说，凡是"神医大师"蜂拥而起、兴风作浪的时候，一定是医疗资源分配不均、医学知识普及不够、医疗专家作为不多的时候。从2000年到2010年，尽管"邪门歪道"层出不穷，但他们骗人的手法却如出一辙：出书立传、上节目开讲坛乃至卖假药卖伪劣保健品，并冠以"国家领导人保健医生""中医世家""中医教授"等虚构的身份、虚构的学历掩人耳目，自欺欺人。这些乱象的出现，我认为，既有医疗体制上的多种原因，也有传统文化上的深刻根源，既是国人健康素养缺失的表现，更是广大医务工作者没有主动作为的失职。因此，我愿与同行们在痛定思痛之后，勇敢地站出来，承担起维护医学健康的社会责任。

无论是治病还是养生，最怕的是走弯路、走错路，要知道，无知比疾病本身更可怕。世界卫生组织前总干事中岛宏博士就曾指出："许多人不是死于疾病，而是死于无知。"综观当今医学健康的图书市场，养生保健类书籍持续热销，甚至脱销。

据统计，在2009年畅销书的排行榜上，前20名中一半以上与养生保健有关。到目前为止，全国已有400多家出版社出版了健康类图书达数千种之多。而这其中，良莠不齐，鱼目混珠。鉴于此，出于医务工作者的良知和责任，我们以寝食难安的心情、扬清激浊的勇气和正本清源的担当，审慎地邀请了既有丰富临床经验又热衷于科普写作的医疗专家和学者，共同编写了这套实用科普书籍，跳出许多同类书籍中重知识宣导、轻智慧启迪，重学术堆砌、轻常识普及，重谈医论病、轻思想烛照的束缚，从有助于人们建立健康、疾病、医学、生命认识的大视野、大关怀、大彻悟的目的出发，以常见病、多发病、意外伤害、诊疗手段、医学趣谈等角度入手，系统地介绍了一系列丰富而权威的知病治病、自救互救、保健养生、康复理疗的知识和方法，力求使广大读者一看就懂、一学就会，从而相信医学，共享健康 。

最后，我想坦诚地说，单有健康的知识，并不能确保你一生的健康。你的健康说到底，还是应该由自己负责，没有任何人能替代。你获得的知识、学到的技巧、养成的习惯、作出的选择以及日复一日习以为常的生活方式，都会影响并塑造你的健康和未来。因此，我们必须从现在开始，并持之以恒地付诸实践、付诸行动。

以上就是我们编写此书的初衷和目的。但愿能帮助大家过上一种健康、幸福、和谐、美满的生活，使我们的生命更长久！

武警总医院院长　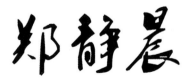

二〇一二年七月于北京

营养学是一个热门学科，随着社会的发展和生活的富足，人们产生了对生活质量更高的需求，加上营养相关人士的大力宣传，很多人便把营养作为追求健康长寿的主要方式和手段之一。

由于一些人对健康的急功近利和对营养学科的模糊认识，目前营养领域可以说是乱象丛生，一些看似有理实则谬误的理论和大师层出不穷，给大众利用营养知识获得健康生活的美好愿望蒙上了一层阴影。一些人过分夸大营养的作用，认为单纯依靠简单的营养手段就可以包治百病，也有另一些人认为营养不过就是吃饭的学问，根本谈不上是科学，两种极端的说法当然都有失偏颇。

其实营养学并不是一门新兴学科，而是一个几乎与古代医学同时产生的古老学科，中外莫不如此。中国战国时的著名医学专著《黄帝内经》中就出现了"五谷为养"等世界上最早的膳食平衡理论，唐代名医孙思邈提出了"食疗"的理念。而西方古典医学中也有用食用动物肝脏治疗夜盲、用宝剑淬火后的铁水治疗贫血的记载。而现代营养学，确切地说，起源于西方自然科学蓬勃的发展，从作为学科基石存在的基本概念中，就可以清晰地说明这一点，如：热能、蛋白质、维生素等。

我一向认为，承认现代营养学起源于西方自然科学，并不会因此就长了他人志气、灭了自己威风。如果为了长自己的志气，我们完全可以从现在开始，充分关注营养学，奋起直追、迎头赶上，这才是更有意义的自信。

本人从事营养研究和营养治疗工作20多年，结合多年的工作经验和对营养的理解，力求对营养学进行科学合理的定位，并从大众十分关注的常见病入手，用尽量通俗易懂的语言，传递利用饮食营养防病治病的方法，还原营养学本来的科学面目，使大众尤其患者受益。

最后还要说几句肺腑之言：本人学识有限，经验不足，诚恳地希望读者朋友批评指正。

刘长春

二〇一五年十月

C 目录
CONTENTS

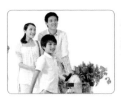 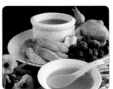

营养学基础知识

糖尿病的营养治疗

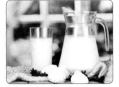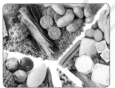

肥胖的营养治疗

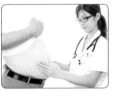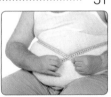

心脑血管疾病的营养治疗

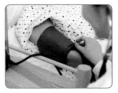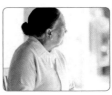

骨质疏松的营养疗法

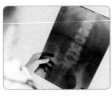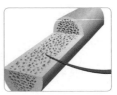

痛风的营养治疗

肿瘤的营养治疗

妇幼疾病的营养疗法

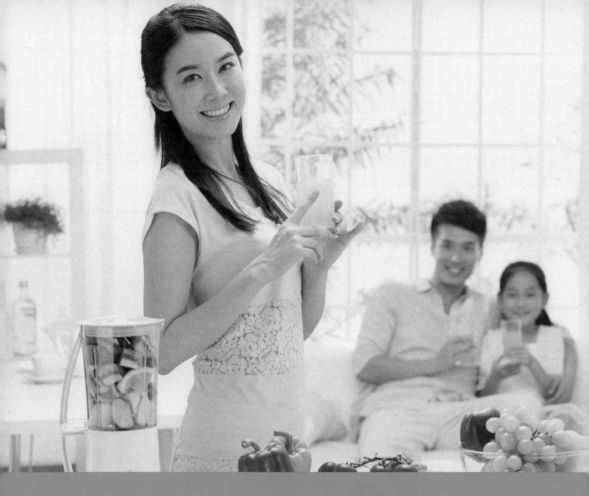

YINGYANGXUE
JICHU ZHISHI

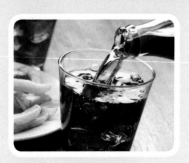
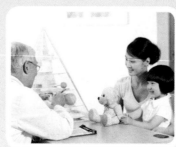
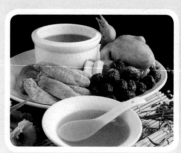

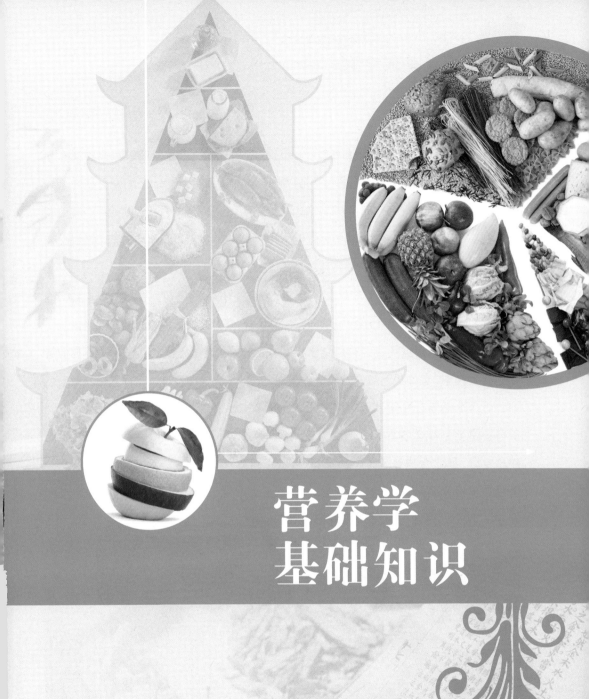

营养学
基础知识

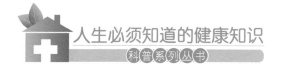

什么是营养

营养（nutrition）是指机体摄取、消化、吸收和利用食物中的营养物质以满足机体生理需要的生物学过程。从字义上讲"营"的含义是谋求，"养"的含义是养生。营养所表示的不是物质，而是行为。因此，所谓"营养丰富""各种营养""汲取营养""富有营养"等表述是不恰当的。因为在以上描述中，所谓的营养实际指的是营养素。

营养学在我国有着非常悠久的历史。远在2000多年前，中医古籍《黄帝内经·素问》中，就提出了"五谷为养、五果为助、五畜为益、五菜为充"的饮食模式，这是我们的祖先根据实践经验总结出来的朴素的平衡膳食理论，也是人类历史上最早的膳食指南，迄今仍为国内外营养学家所称道。

近年来随着社会进步及经济发展，营养学发展很快，尤其进入21世纪以来，营养学更是受到社会各界尤其是大众的关注。营养学已经成为疾病综合治疗的重要组成部分，通过合理有效地营养支持和治疗，可以预防和治疗多种代谢相关疾病，降低并发症和病死率，提高生活质量，减轻社会负担。虽然长期以来对营养定义的阐述并不统一，但维护人体健康应该是营养的永恒主题。

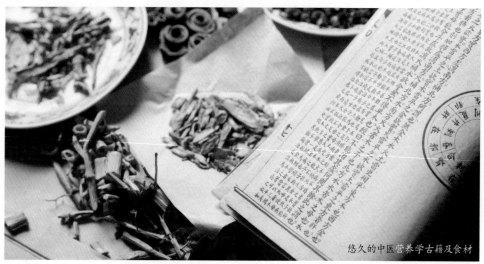

悠久的中医营养学古籍及食材

什么是营养素

人体为了维持生长发育、正常生理功能以及体力活动,每天必须从食物中获取各种有益物质。这些存在于食物中,能够被人体消化、吸收和利用,以维持生命活动的物质就称为营养素(nutrients)。

营养素是营养的物质基础,分为蛋白质、脂肪、碳水化合物、维生素、矿物质、水六个大类,近年来也有专家认为应该将膳食纤维归为营养素,这样营养素的种类就变成了七大类。蛋白质、脂肪和碳水化合物摄入量较大,所以称为宏量营养素(macronutients)。而且人体必须依靠食物中的蛋白质、脂肪、碳水化合物来为人体提供能量,所以这三种宏量营养素也称为产能营养素,或生热营养素。人体对维生素和矿物质的需要量较小,所以称为微量营养素(micronutrients)。矿物质中,凡在人体内总含量大于人体体重0.01%的称为常量元素,而小于0.01%的称为微量元素(trace elements)。

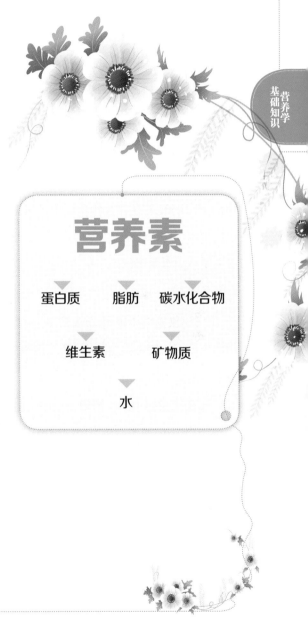

营养素

蛋白质　脂肪　碳水化合物

维生素　矿物质

水

营养学基础知识

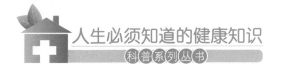

什么是合理营养

　　合理营养就是指摄取膳食过程中所含的营养素种类齐全、数量充足、比例适当，并与身体的需要保持平衡。合理营养不仅可以维持人体的正常生理功能、促进健康和生长发育，而且还能够提高机体的劳动力、抵抗力和免疫力，有利于某些疾病的预防和治疗。合理营养要求每日三大营养素产生的能量占总能量的百分比要合理，其中，蛋白质占10%~15%，脂肪占25%~30%，碳水化合物占55%~65%。

营养与健康的关系

　　合理营养是健康的物质基础，均衡膳食能够预防和治疗因营养素缺乏或过多引起的疾病。只有科学、合理地进餐，才能够满足人体对营养的需求；也只有满足了合理的营养需求，才能促进婴幼儿和青少年的成长、发育，改善成人的健康状况，可以使人精力充沛、体格健壮、头脑灵活、工作效率提高，增强对疾病的抵抗力并延缓衰老。

　　如果膳食不均衡、营养不合理，轻则导致机体状况不佳，重则导致营养性疾病。营养性疾病是指因体内各种营养素过多、过少或营养素不平衡导致的疾病，也包括那些以营养因素为主要病因、营养疗法为主要治疗手段的疾病。如果营养素摄取不足或质量不好可能造成发育不良、智力及记忆力下降、体弱多病、容易疲劳；严

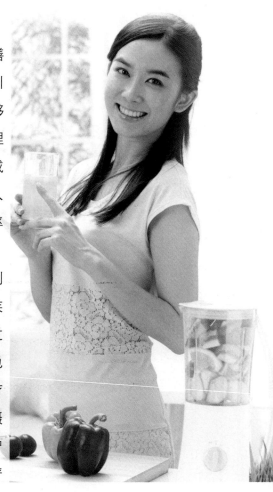

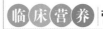

重的还会引起贫血、浮肿、软骨病、夜盲症等营养缺乏病，甚至危及生命。反之，如果长期摄入某种营养素过多也可能产生相应的不良反应。

营养性疾病在发展中国家以营养不足为主，如缺铁性贫血、佝偻病、维生素和矿物质缺乏症等；而在发达国家则以营养过剩为主，如糖尿病、肥胖、高脂血症、心脑血管疾病、痛风、癌症等。目前我国是数种情形并存，既有营养缺乏病，又存在营养失调或过多症。

什么是能量，人体每天需要多少能量

一切生命活动都需要能量，如物质代谢的合成反应、肌肉收缩、腺体分泌等。成年人能量的消耗主要用于基础代谢、体力活动和食物热效应。而人类所需能量只能来源于食物，具体地说，就是动、植物性食物中所含的碳水化合物、脂肪和蛋白质，它们经过体内的一系列氧化过程可释放能量，满足上述的机体需要。对于健康成年人来说，每天摄入的能量满足需要即可，这样有利于保持良好健康的体质和工作效率。对于孕妇来说，摄入能量则还应包括母体组织的变化，即子宫、乳房、胎盘生长发育以及体脂的储备，同时还要满足胎儿生长发育所需的能量。乳母合成乳汁也需要能量，所以乳母每天需要的能量比较多。婴幼儿、儿童、青少年每天所需的能量还要包括生长发育的需要。创伤、肿瘤等患者每天供给的能量应该比较多，因为他们有额外的需要。对于肥胖的人来说，就应该减少每天摄入的能量，这样可以用消耗体内脂肪的方式来供应每天机体的能量需求，从而达到减肥的目的。

能量的单位，现在国际上通用的是焦耳（joule，J），营养学经常使用的是其1000倍单位，即千焦耳（kilojoule，kJ）。有些国家仍在使用卡（calorie，cal）和千卡（kilocalories，kcalories，kcal），其换算关系是，1卡 = 4.184焦耳，1焦耳 = 0.239卡。我国目前使用千卡作单位比较多见。

营养学基础知识

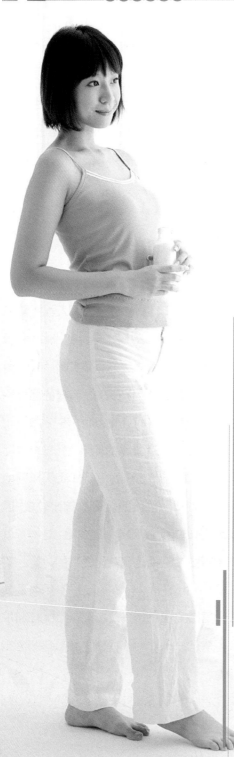

什么是蛋白质，人体每天需要量是多少

蛋白质（protein）是机体的重要组成成分，是一切生命的物质基础，可以说没有蛋白质就没有生命。正常成人体内16%~19%是蛋白质。机体内的蛋白质始终处于不断分解又不断合成的动态平衡中，藉此可实现组织蛋白质的不断更新和修复。因此，人体每天需要摄入足够的蛋白质来维持机体正常的新陈代谢。理论上，成人每天摄入不到30克蛋白质就可以达到零氮平衡。但从安全性考虑，成人按每千克体重每天摄入0.8克蛋白质较好。国人以植物性食物为主，鉴于植物性蛋白质在体内消化吸收率较低，推荐成人每千克体重摄入量为1.0~1.2克，全天的摄入量是65~80克。

蛋白质按食物来源可以分为植物性和动物性蛋白质两大类，豆类蛋白质与动物性蛋白质营养价值均较高，因此又称为优质蛋白质。日常生活中，蛋类、奶类以及各种瘦肉类所含蛋白质是食物蛋白质的良好来源。大豆蛋白质营养和保健功能越来越被世界所认识，而且我国是世界上的大豆生产大国，建议多吃大豆制品，不仅可提供丰富的优质蛋白，还有其他保健功效。

蛋白质摄入过多对人体同样是有害的，尤其是动物性蛋白质。首先，摄入过多动物蛋白质，必然会伴有较多动物脂肪和胆固醇的摄入，对人体是有害的；其次，人体一般不储存蛋白质，过多的蛋白质会发生脱氨分解，其中的氮元素要经过肝脏的代谢，最后形成尿素由肾排出，因此过多摄入蛋白质就等于加重了肝脏和肾脏的负担。动物性蛋白摄入过多也会造成骨骼中钙质的丢失，易发生骨质疏松（osteoporosis）。

脂类也是人体必需的营养素吗

脂类，是脂肪和类脂的总称，对人体生理功能的维持起到重要作用。脂类具有储存能量、构成细胞膜、促进脂溶性维生素吸收、提供必需脂肪酸、节约蛋白质、维持体温、维护脏器等多种作用，因此脂类是人体必需的营养素。脂类主要包括以下几种。

脂肪：由甘油和脂肪酸合成。体内脂肪酸来源有两种：一是机体自身合成，二是食物供给。

磷脂：由甘油与脂肪酸、磷酸及含氮化合物生成。

鞘脂：由鞘氨酸与脂肪酸结合的脂，含磷酸者称鞘磷脂，含糖者称鞘糖脂。

胆固醇脂：胆固醇与脂肪酸结合生成。

在日常生活中，我们关注更多的是脂肪。脂肪由甘油和脂肪酸合成，体内脂肪酸来源主要有两种：一是机体自身合成，二是食物供给。饮食中的脂肪主要来源于动物脂肪组织、肉类及植物种子。动物脂肪含饱和脂肪酸及单不饱和脂肪酸较多，而多不饱和脂肪酸含量较少；植物油主要含多不饱和脂肪酸。供给人体脂肪的动物

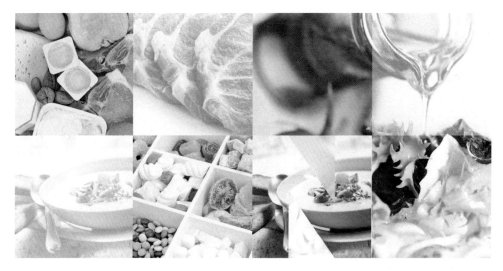

性食品主要有猪油、牛脂、羊脂、奶脂、蛋类及其制品；植物性食品主要有大豆油、麻油、花生油等各类植物油及坚果类食品。

脂肪的进一步分解可以产生甘油和脂肪酸，有些脂肪酸人体不能自身合成，必须通过食物供给，这些脂肪酸称为必需脂肪酸（essential fatty acid，EFA），亚油酸和亚麻酸是其中的两种。亚油酸普遍存在于植物油中，亚麻酸在豆油和紫苏籽油中较多。有些脂肪酸人体可以合成，就称为非必需脂肪酸。

导致人体血脂超标的主要原因是摄入过多的饱和脂肪酸，因此高脂血症的患者应尽量避免食用饱和脂肪酸含量高的动物脂肪组织，比如肥肉、荤油，且应限制植物油的摄入量，每日不超过30克。我国膳食调查结果显示，居民脂类平均每日摄入量为60克，已明显超出适宜的摄入量。

什么是碳水化合物

碳水化合物，称糖类，是由碳、氢、氧组成的一类化合物，按结构可以分为单糖、双糖、寡糖和多糖。碳水化合物具有提供能量、构成细胞和组织、节约蛋白质、维持脑细胞功能、抗生酮、提供膳食纤维等多种作用，因此碳水化合物是人体必需

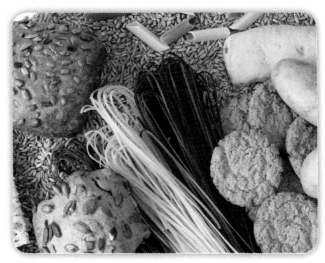

的营养素。碳水化合物是世界上来源最广、使用最多、价格最便宜的能量营养素，国人以米面为主食，60%以上能量来源于碳水化合物。这种饮食结构不仅经济，而且科学，有利于健康。

膳食纤维从结构上来看属于碳水化合物，过去曾认为这是一类不能被机体利用的无营养价值的惰性物质。但近年的研究发现，欧美等发达国家中肥胖、腹泻或便秘、结肠癌等疾病高发，与饮食中的膳食纤维量过少有关。膳食纤维可以减缓食物由胃进入肠内的速度，并具有吸水作用，因此可以使人产生饱腹感从而减少能量的摄入，达到控制体重和减肥的目的。

人体有哪些必需的矿物质，每天需要多少

自然界中存在的各种元素，在人体组织中几乎都有，而且与地球表层的元素组成基本一致，这是一个非常有趣的现象。人体组织中有20多种元素是维持生理功能和生化代谢所必需的。其中除碳、氢、氧和氮主要以有机化合物的形式存在，其余的部分以无机物的形式存在，这些统称为矿物质或灰分。含量大于体重0.01%的，称为常量元素或宏量元素（macroelements），如钙、磷、钠、钾、氯、镁与硫7种。机体中含量小于0.01%的称为微量元素（microelements或trace elements）。

人在成长过程中，矿物质会随着年龄增长而在体内增加，但是元素之间比例变动不大。矿物质在体内分布极不均匀，如钙、磷主要存在于骨骼和牙齿，铁在红细胞，碘在甲状腺，钴在造血器官，锌在肌肉等。

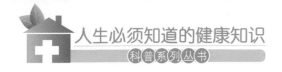

矿物质在体内发挥着非常重要的生理功能，主要有：

（1）构成人体组织的重要成分，如骨骼和牙齿中的钙、磷和镁。

（2）在细胞内外液中，无机元素与蛋白质共同调节细胞膜通透性、控制水分、维持正常渗透压和酸碱平衡（体内酸性元素有硫、磷等；碱性元素有钠、钾、镁）等，维持神经肌肉兴奋性。

（3）构成酶的辅基、激素、维生素、蛋白质和核酸成分，或参与酶系的激活。

各种矿物质在人体新陈代谢时，每天都有一定量会随各种途径排出体外，如粪、尿、汗、头发、指甲、皮肤及黏膜的脱落等，所以必须通过饮食来补充。有些矿物质在体内维持生理正常功能的剂量与产生毒性的剂量之间差距较小，所以一旦摄入过量很容易对人体健康产生危害。在我国人群中比较容易缺乏的有钙、铁、锌等元素，在特殊的地理环境或其他特殊条件下，也可能缺乏碘、硒和其他元素。

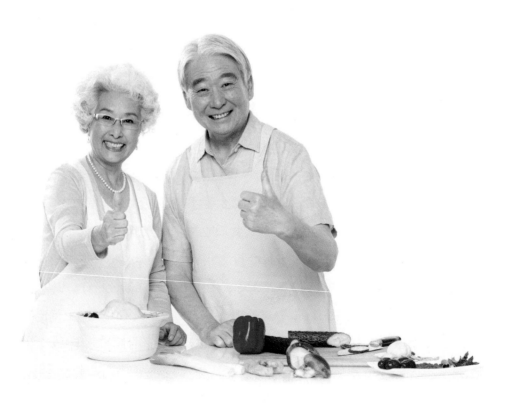

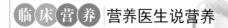

人体有哪些必需的维生素

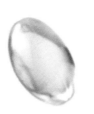

维生素是维持机体正常代谢和生理功能所必需的一类有机化合物的总称,它们在体内不产生能量,也不是组织构成成分,而是一类调节物质,在物质代谢中起着重要的作用。维生素的种类很多,化学结构与性质虽不相近,但有共同特点:①均以维生素本身,或可被机体利用的前体化合物(维生素原)的形式,存在于天然食物中;②非机体结构成分,不提供能量,但担负着特殊的代谢功能;③一般不能在体内合成(维生素D除外),或合成量太少,必须由食物提供;④人体只需要少量即可满足,但绝不能缺少,否则缺乏至一定程度,可引起维生素缺乏症。

通常按溶解性将维生素分为水溶性和脂溶性两大类,

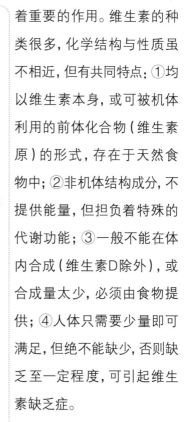

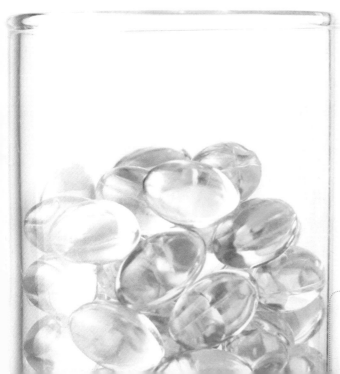

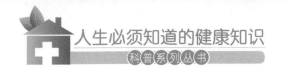
前者包括维生素B$_1$（硫胺素、抗脚气病维生素）、维生素B$_2$（核黄素）、维生素B$_6$（吡哆醇，抗皮炎维生素）、维生素PP（烟酸，抗癞皮病维生素）、维生素B$_{12}$（钴胺素，抗恶性贫血维生素）、叶酸、生物素、肌醇、胆碱、维生素C等;后者包括维生素A（视黄醇）、维生素D（钙化醇、抗佝偻病维生素）、维生素E（生育酚,抗不育维生素）、维生素K（凝血维生素）等。

根据我国居民膳食结构特点,比较容易发生缺乏或不足的主要有维生素A、维生素D、维生素B$_1$、维生素B$_2$、烟酸、维生素B$_6$和维生素C等。

什么是《中国居民膳食指南》

《中国居民膳食指南》是根据营养学原理,紧密结合我国居民膳食消费和营养状况的实际情况制定的,是指导广大居民实践平衡膳食,获得合理营养、促进健康的指导性意见。目的是帮助我国居民合理选择食物,并进行适量的身体活动,以改善人们的营养和健康状况,减少或预防慢性疾病的发生,提高国民的健康素质。具体内容如下。

1. 食物多样,谷类为主,粗细搭配

人类的食物是多种多样的。各种食物所含的营养成分不完全相同。除母乳外,任何一种天然食物都不能提供人体所需的全部营养素。平衡膳食必须由多种食物组成,才能满足人体各种营养需要,达到合理营养、促进健康的目的,因而要提倡人们广泛食用多种食物。

多种食物应包括以下五大类。

第一类为谷类及薯类:谷类包括米、面、杂粮,薯类包括马铃薯、甘薯、木薯等,主要提供碳水化合物、蛋白质、膳食纤维及B族维生素。

第二类为动物性食物:包括肉、禽、鱼、奶、蛋等,主要提供蛋白质、脂肪、矿物质、维生素A和B族维生素。

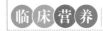
第三类为大豆类及其制品：主要提供蛋白质、脂肪、膳食纤维、矿物质和B族维生素。

第四类为蔬菜水果类：包括鲜豆、根茎、叶菜、茄果等，主要提供膳食纤维、矿物质、维生素C和胡萝卜素。

第五类为纯热能食物：包括动植物油、淀粉、食用糖和酒类，主要提供能量。植物油还可提供维生素E和必需脂肪酸。

谷类食物是中国传统膳食的主体。随着经济发展，生活改善，人们倾向于食用更多的动

营养学基础知识

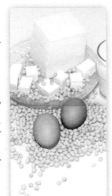

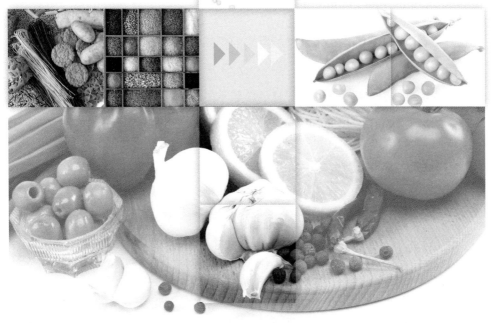

物性食物。根据1992年全国营养调查的结果，在一些比较富裕的家庭中动物性食物的消费量已超过了谷类食物的消费量。这种"西方化"或"富裕型"的膳食结构提供的能量和脂肪过高，而膳食纤维过低，对一些慢性病的预防不利。坚持谷类为主，就是为了保持我国膳食的良好传统，避免高能量、高脂肪和低碳水化合物膳食的弊端。人们应保持每天适量的谷类食物摄入，一般成人每天摄入250~400克为宜。

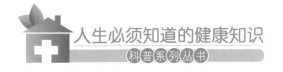
另外，要注意粗细搭配，经常吃一些粗粮、杂粮和全谷类食物。每天最好能吃50~100克稻米、小麦，不要碾磨太精，否则谷粒表层所含的维生素、矿物质等营养素和膳食纤维大部分流失到糠麸之中。

2. 多吃蔬菜水果和薯类

蔬菜与水果含有丰富的维生素、矿物质和膳食纤维。蔬菜的种类繁多，包括植物的叶、茎、花苔、茄果、鲜豆、食用蕈藻等，不同品种所含营养成分不尽相同。红、黄、绿等深色蔬菜中维生素含量超过浅色蔬菜和一般水果，它们是胡萝卜素、维生素B$_2$、维生素C和叶酸、矿物质（钙、磷、钾、镁、铁）、膳食纤维和天然抗氧化物的主要或重要来源。我国近年来开发的野果如猕猴桃、刺梨、沙棘、黑加仑等也是维生素C、胡萝卜素的丰富来源。

有些水果维生素及一些微量元素的含量不如新鲜蔬菜，但水果含有的葡萄糖、果糖、柠檬酸、苹果酸、果胶等物质又比蔬菜丰富。红黄色水果如鲜枣、柑橘、柿子

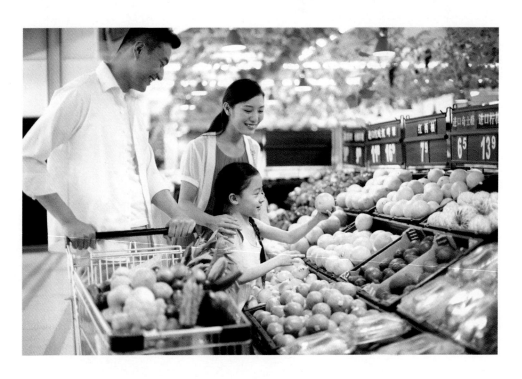

和杏等是维生素C和胡萝卜素的丰富来源。

薯类含有丰富的淀粉、膳食纤维，以及多种维生素和矿物质。我国居民近10年来吃薯类较少，应当鼓励多吃些薯类。

含丰富蔬菜、水果和薯类的膳食结构，对保持心血管健康、增强抗病能力、减少儿童发生干眼病的危险及预防某些癌症等方面，起着十分重要的作用。推荐我国成人每天吃蔬菜300~500克，最好深色蔬菜占一半，水果200~400克。

3. 每天吃奶类、大豆或其制品

奶类除含丰富的优质蛋白质和维生素外，含钙量较高，且利用率也很高，是天然钙质的极好来源。我国居民膳食提供的钙质普遍偏低，平均只达到推荐供给量的一半左右。我国婴幼儿佝偻病的患者也较多，这和膳食钙不足可能有一定的联系。大量的研究工作表明，给儿童、青少年补钙可以提高骨密度，从而延缓发生骨质疏松的年龄；给老年人补钙也可以减缓骨质流失的速度。因此，应大力发展奶类的生产和消费。建议每人每天饮奶300克或相当量的奶制品。

豆类是我国的传统食品，含丰富的优质蛋白质、不饱和脂肪酸，钙及维生素B_1、维生素B_2、烟酸等。为提高农村人口的蛋白质摄入量及防止城市中过多消费肉类带来的不利影响，应大力提倡食用豆类，特别是大豆及其制品，建议每人每天摄入30~50克大豆或相当量的豆制品。

4. 常吃适量的鱼、禽、蛋和瘦肉

鱼、禽、蛋和瘦肉均属于动物性食物，是人类优质蛋白、脂类、脂溶性维生素、B族维生素和矿物质的良好来源，是平衡膳食的重要组成部分。瘦畜肉铁含量高且利用率好。鱼类脂肪含量一

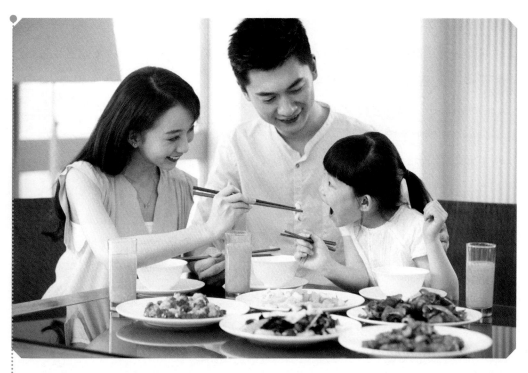

般较低，且含有较多的多不饱和脂肪酸；禽类脂肪含量也较低，且不饱和脂肪酸含量较高；蛋类富含优质蛋白质，各种营养成分比较齐全，是很经济的优质蛋白质来源。

目前我国部分城市居民食用动物性食物较多，尤其是食入的猪肉过多。应适当多吃鱼、禽肉，减少猪肉摄入。相当一部分城市和多数农村居民平均吃动物性食物的量还不够，还应适当增加。动物性食物一般都含有一定量的饱和脂肪和胆固醇，摄入过多可能增加患心血管病的危险性。

5. 减少烹调油用量，吃清淡少盐膳食

脂肪是人体能量的重要来源之一，并可提供必需脂肪酸，有利于脂溶性维生素的消化吸收，但是脂肪摄入过多是引起肥胖、高血脂、动脉粥样硬化等多种慢性疾病的危险因素之一。膳食盐的摄入量过高与高血压的患病率密切相关，2002年中国居民营养与健康情况调查结果显示，我国城乡居民平均每天摄入烹调油42克，已

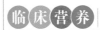
远高于1997年《中国居民膳食指南》的推荐量25克。每天食盐平均摄入量为12克，是世界卫生组织建议值的2.4倍。同时相关慢性疾病患病率迅速增加。与1992年相比，成年人超重上升了39%，肥胖上升了97%，高血压患病率增加了31%。食用油和食盐摄入过多是我国城乡居民共同存在的营养问题。

为此，建议我国居民应养成吃清淡少盐膳食的习惯，即膳食不要太油腻，不要太咸，不要摄食过多动物性食物和油炸、烟熏、腌制食物。建议每人每天烹调油用量不超过25克，尽量少食用动物油。烹调油也应多样化，应经常更换种类，食用多种植物油；食盐摄入量不超过6克，一般20毫升酱油中含3克食盐，10克黄酱中含盐1.5克，如果菜肴需要用酱油和酱类，应按比例减少食盐用量。

6. 食不过量，天天运动，保持健康体重

进食量和运动是保持健康体重的两个主要因素，食物提供人体能量，运动消耗能量。如果进食量过大而运动量不足，多余的能量就会在体内以脂肪的形式积存下来，增加体重，造成超重或肥胖；相反，若食量不足，可由于能量不足引起体重过低或消瘦。

正常生理状态下，食欲可以有效控制进食量，不过有些人食欲调节不敏感，满足食欲的进食量常常超过实际需要。食不过量对他们意味着少吃几口，不要每顿饭都吃到十成饱。由于生活方式的改变，人们的身体活动减少，目前我国大多数成年人体力活动不足或缺乏体育锻炼，应改变久坐少动的不良生活方式，养成天天运动的习惯，坚持每天多做一些消耗能量的活动。

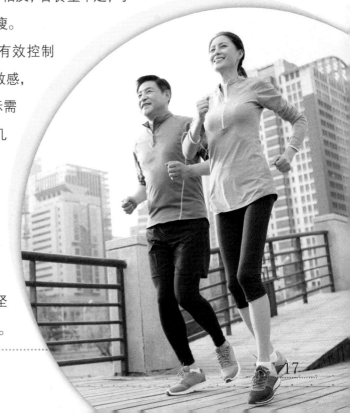

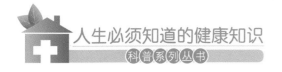

7. 三餐分配要合理,零食要适当

合理安排一日三餐的时间及食量,进餐定时定量。早餐提供的能量应占全天总能量的25%~30%,午餐应占30%~40%,晚餐应占30%~40%,可根据职业、劳动强度和生活习惯进行适当调整。一般情况下,早餐安排在6:30~8:30,午餐在11:30~13:30,晚餐在18:00~20:00进行为宜。要天天吃早餐并保证营养充足,午餐要吃好,晚餐要适量。不暴饮暴食,不经常在外就餐,尽可能在家与家人共同进餐,并营造轻松愉快的就餐氛围。零食作为一日三餐之外的营养补充,可以合理选用,但来自零食的能量应计入全天能量摄入之中。

8. 每天足量饮水,合理选择饮料

水是膳食的重要组成部分,是一切生命必需的物质,在生命活动中发挥着重要功能。体内水的来源有饮水、食物中含的水和体内代谢产生的水。水的排出主要通过肾脏,以尿液的形式排出,其次是经肺呼出、经皮肤和随粪便排出。进入体内的水和排出来的水基本相等,处于动态平衡。 饮水不足或过多都会对人体健康带来危害。饮水应少量多次,要主动,不要感到口渴时再喝水。饮水最好选择白开水。

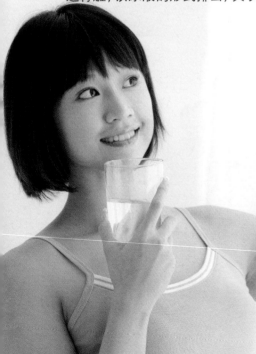

饮料多种多样,需要合理选择,如乳饮料和纯果汁饮料含有一定量的营养素和有益膳食成分,适量饮用可以作为膳食的补充。有些饮料添加了一定的矿物质和维生素,适合热天户外活动和运动后饮用。有些饮料只含糖和香精香料,营养价值不高。有些人尤其是儿童、青少年,每天喝大量含糖的饮料代替喝水,是一种不健康的习惯,应当改正。

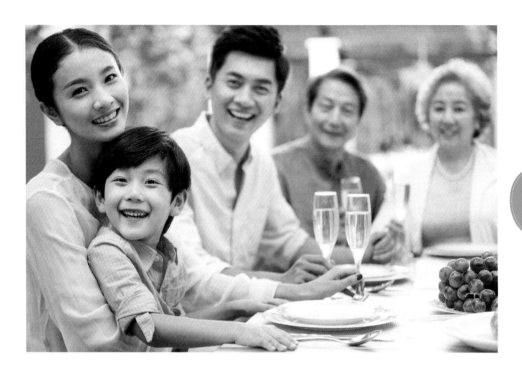

营养学
基础知识

9. 如饮酒应限量

在节假日、喜庆和交际的场合，人们饮酒是一种习俗。高度酒含能量高，白酒基本上是纯能量食物，不含其他营养素。无节制地饮酒，会使食欲下降，食物摄入量减少，以致发生多种营养素缺乏、急慢性酒精中毒、酒精性脂肪肝，严重时还会造成酒精性肝硬化。

过量饮酒还会增加患高血压、脑卒中等疾病的危险，并可导致事故及暴力的增加，对个人健康和社会安定都是有害的。应该严禁酗酒。另外，饮酒还会增加患某些癌症的危险。若饮酒，尽可能饮用低度酒，并控制在适当的限量以下，建议成年男性一天饮用酒的酒精量不超过25克，成年女性一天饮用酒的酒精量不超过15克。孕妇、儿童和青少年应忌酒。

10. 吃新鲜卫生的食物

食物放置时间过长就会引起变质，可能产生对人体有毒有害的物质。另外，食

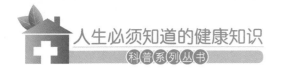

物中还可能含有或混入各种有害物质，如致病微生物、寄生虫和有毒化学物等。吃新鲜卫生的食物是防止食源性疾病、实现食品安全的根本措施。正确采购食物是保证食物新鲜卫生的第一关。烟熏食品及有些加色食品可能含有苯并芘或亚硝酸盐等有害成分，不宜多吃。

食物合理储藏可以保持新鲜，避免受到污染。高温加热能杀灭食物中大部分微生物，延长保存时间；冷藏温度常为4℃~8℃，只适于短期储藏；而冻藏温度低达−12℃~−23℃，可保持食物新鲜，适于较长时期储藏。烹调加工过程是保证食物卫生安全的一个重要环节。需要注意保持良好的个人卫生以及食物加工环境和用具的洁净，避免食物烹调时的交叉污染。 食物腌制要注意加足食盐，避免高温环境。有一些动物或植物性食物含有天然毒素，为了避免误食中毒，一方面需要学会鉴别这些食物，另一方面应了解对不同食物去除毒素的具体方法。

如何理解"中国居民平衡膳食宝塔"

为了帮助消费者在日常生活中实践《中国居民膳食指南》，中国营养学会专家委员会进一步提出了食物定量指导方案，并以宝塔图形表示。它直观地告诉居民食物

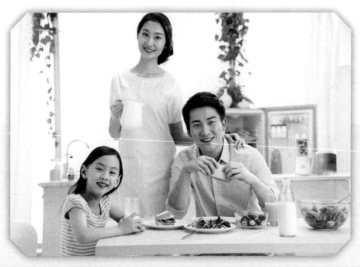

分类的概念及每天各类食物的合理摄入范围，也就是说它告诉消费者每日应吃食物的种类及相应的数量，对合理调配平衡膳食进行具体指导，故称之为"中国居民平衡膳食宝塔"。

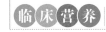

中国居民平衡膳食宝塔（2007）说明：

（1）平衡膳食宝塔共分5层，包含我们每天应吃的主要食物种类。宝塔各层位置和面积不同，这在一定程度上反映出各类食物在膳食中的地位和应占的比重。谷类食物位居底层，每人每天应吃250~400克；蔬菜和水果占据第二层，蔬菜每天应吃300~500克，水果每天应吃200~400克；鱼、禽、肉、蛋等动物性食物位于第三层，每天应吃150~225克（鱼虾类75~100克，畜、禽肉50~75克，蛋类25~50克）；奶类和豆类食物合占第四层，每天应吃相当于鲜奶300克的奶类及奶制品和相当于干豆30~50克的大豆及制品；第五层塔尖是烹调油和盐，每天烹调油不超过25~30克，食盐不超过6克。

中国居民平衡膳食宝塔（2007）示意图

宝塔没有建议食糖的摄入量。因为现今我国居民平均摄入食糖的量并不多，少吃些或适当多吃些可能对健康的影响不大。但多吃糖有增加龋齿的危险，尤其是儿童、青少年不应吃太多的糖和含糖食品。食盐和饮酒在《中国居民膳食指南》中已有说明。

（2）宝塔建议的各类食物的摄入量一般是指食物的生重。各类食物的组成是根据全国营养调查中居民膳食的实际情况计算的，所以每一类食物的重量不是指某一种具体食物的重量。

谷类：谷类是面粉、大米、玉米粉、小麦、高粱等的总称。它们是膳食中能量的

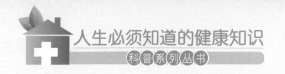

主要来源，在农村也往往是膳食中蛋白质的主要来源。多种谷类掺着吃比单吃一种好，特别是以玉米或高粱为主要食物时，更应当搭配一些其他的谷类或豆类食物。加工的谷类食品如面包、烙饼、切面等应折合成相当的面粉量来计算。

　　蔬菜和水果：蔬菜和水果经常放在一起，因为它们有许多共性。但蔬菜和水果终究是两类食物，各有优势，不能完全相互替代。尤其是儿童，不可只吃水果不吃蔬菜。蔬菜、水果的重量按市售鲜重计算。

　　一般说来，红、绿、黄色颜色较深的蔬菜和深黄色水果含营养素比较丰富，所以应多选用深色蔬菜和水果。

　　鱼肉蛋：鱼、肉、蛋归为一类，主要提供动物性蛋白质和一些重要的矿物质和维生素。但它们彼此间也有明显区别。

　　鱼、虾及其他水产品脂肪含量很低，有条件可以多吃一些。这类食物的重量是按购买时的鲜重计算。肉类包含畜肉、禽肉及内脏，重量是按屠宰清洗后的重量来计算。这类食物尤其是猪肉脂肪含量较高，所以不应吃过多肉类。蛋类含胆固醇相当高，一般每天不超过一个为宜。

　　乳类：奶类及奶制品当前主要包含鲜牛奶和奶粉。宝塔建议的乳类摄入量相当于鲜奶300克、酸奶360克或奶粉45克，有条件的可以多吃一些。中国居民膳食中普遍缺钙，奶类应是首选补钙食物，很难用其他类食物代替。有些人饮奶后有不同程度的肠胃道不适，可以食用酸奶或其他奶制品。

　　大豆及坚果类：大豆包括黄豆、黑豆、青豆，其常见的制品包括豆腐、豆浆、豆腐干及千张等，宝塔建议每日摄入30~50克，根据其提供的蛋白质可折合为80克豆腐干、120克北豆腐、240克南豆腐、800克豆浆等。坚果包括花生、瓜子、核桃、杏仁、榛子等。由于坚果的蛋白质与大豆相似，也可吃5~10克坚果替代相应量的大豆。

药膳的烹饪方法介绍

　　中国饮食文化博大精深,烹饪历史源远流长,而药膳是中国饮食文化中的一朵奇葩。药膳是在中医学、烹饪学和营养学理论指导下,严格按照配方将中药与食物相配伍,采用中国特色的饮食烹调技术和现代科学方法制作而成的色、香、味、形俱佳的美味食品。它将药物与食物进行了有机的系统整合,药借食力,食助药威,相辅相成,相得益彰,既具有较高的美食享受和营养价值,又可以防病治病、保健强身、延年益寿。下面介绍几种常见的药膳烹饪方法。

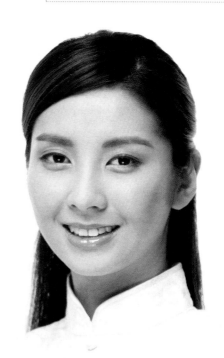

营养学基础知识

　　(1)炖:是将食物及其他原料同时下锅,注入清水,放入调料,置于武火(指火力大而急)上烧开,撇去浮沫,再置文火(指火小而缓)上炖至熟烂的烹制方法。

　　具体操作方法:先将食物在沸水锅内焯去血污和腥味,然后放入炖锅内,另将所用药物用纱布包好,用清水浸泡几分钟后放入锅内,再加入生姜、葱、胡椒及清水适量,先用武火煮沸,撇去浮沫,再改用文火炖至熟烂。一般时间掌握在2~3小时。

本法所制食品的特点是质地软烂，原汁原味。如牛肚补胃汤、太子参炖鸡等的制法。

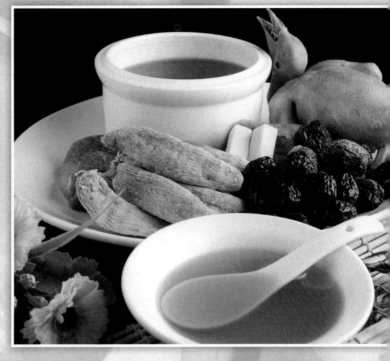

（2）焖：是先将食物和药物用油炝加工后，改用文火添汁焖至酥烂的烹制方法。

具体操作方法：先将原料冲洗干净，切成小块，热锅中倒入油烧至油温适度，下入食物油炝之后，再加入药物、调料、汤汁；盖紧锅盖，用文火焖熟。其法所制食品的特点是酥烂、汁浓、味厚。如砂仁焖猪肚、参芪鸭条等的制法。

（3）煨：是指用文火或余热对药物和食物进行较长时间的烹制方法。

具体操作方法有两种：一种是将食物和药物经炮制后，置于容器中，加入调料和一定数量的水慢慢地将其煨至软烂，制作的食品特点是汤汁浓稠，口味肥厚。如附姜煨狗肉、东坡羊肉汤等的制法。另一种煨法是将所要烹制的药物和食物预先经过一定的方法处理，再用阔菜叶或湿草纸包裹好，埋入刚烧的草木灰中，利用余热将其煨熟，这种方法时间较长，中途要添几次热灰，保持一定的温度。

（4）蒸：是利用水蒸气加热的烹制方法，其特点是温度高，可以超过100℃，加热及时，利于保持形状的完整。

具体操作方法：将药物和食物经炮制加工后置于容器内，加好调味品、汤汁或清水，待水沸后上笼蒸熟，火候视原料的性质而定。一般蒸熟不烂的食品可用武火，

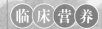

具有一定形状要求的则可用中火徐徐蒸制，这样才能保持形状和色泽美观。常用的蒸法有粉蒸、包蒸、封蒸、扣蒸、清蒸及汽锅蒸六种。

（5）煮：是将食物及其他原料一起放在多量的汤汁或清水中，先用武火煮沸，再用文火煮熟。

具体操作方法：将食物加工后，放置在锅中，加入调料，注入适量的清水或汤汁，用武火煮沸后，再用文火煮至熟。适用于体小、质软类的原料。所制食品口味清鲜，煮的时间比炖的时间短。如猪肝豆腐汤、丹参鳗鱼汤等。

（6）熬：是将食物经初加工后，放入锅中，加入清水，用武火烧沸后改用文火熬至汁稠黏烂的烹制方法。

具体操作方法：将原料用水涨发后，捡去杂质，冲洗干净，撕成小块，锅内先注入清水，再放入原料和调料用武火烧沸后，撇净浮沫，改用文火熬至汁稠味浓即可。熬的时间比炖的时间更长，一般在3小时以上，多适用烹制含胶质重的原料。所制食品的特点是汁稠味浓。如冰糖银耳、乌龟百合红枣汤等的制法。

（7）炒：是将经加工后的食物，放入加热后的油锅内翻炒的烹制方法。

具体的操作方法：炒时先烧热锅，用油滑锅后，再注入适量的油，油烧热后下入原料用手勺或铲翻炒，动作要敏捷，断生即好，有些直接可以食用的味美色鲜的药物也可以同食物一起炒成。而芳香性的药物大多采用在临起锅时候勾芡加入，以保持其气味芬芳。炒的方法一般分为四种，即生炒、熟炒、滑炒、干炒。

（8）卤：是将经过初加工后的食物，放入卤汁中用中火逐步加热烹制，使其卤汁渗透其中，直至成熟。本法所制食品味厚气香。如玉竹猪心、陈皮油烫鸡等的制法。

卤汁的配制：沸水10千克、酱油2.5千克、绍兴黄酒250克、冰糖500克、食盐250克、大茴香50克、草果皮50克、桂皮50克、甘草50克、花椒25克、丁香25克。将以上调味品装入纱布袋扎紧口，投入沸水中，加酱油、酒、食盐、冰糖等调料及姜、葱，用文火煮沸，待透出香味，颜色成酱红色时，即可以用来卤制原料。如丁香鸭、陈皮鸡的制法。卤汁每次使用过后要注意保持清洁，避免腐败变质，同时为了使其

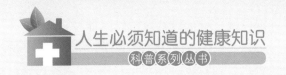
制品的色香味一致,可适时添加炒糖汁(冰糖)和食盐于卤汁中。

(9)炸:是武火多油的烹调方法。一般用油量比要炸的原料多几倍。

具体操作方法:将药物制成药液或细末,调糊裹在食物表面再入油锅内炸透至熟。要求武火、油热,原料下锅时有爆炸声,掌握火候,防止过热烧焦。本法所制食品味香酥脆。根据食物的特点分为清炸、干炸、软炸及酥炸等法。

各种烹饪方法的营养学比较

从营养方面来说,不同的烹饪方法各有不同的风味,对营养素的保留和产生的有害物也各有不同。

(1)烧烤:这种烹调方法不利方面比较多,烧烤的大多是肉类食物,还要额外加些油,所以总的脂肪量会超量。尤其烧烤过度和烤焦的肉类会产生致癌物质,所以要尽量少吃烤焦的食物。

(2)炸煎:这种烹调方法用油比较多,食物会吸收较多油脂,对于想瘦身的人来说非常不适宜。如果想增重,吃油炸食品倒是一种好方法。另外,不要使用反复过度煎炸的油,并且最好使用橄榄油。煎炸的温度不要过高,时间也不要太长,以免产生对人体不利的反式脂肪酸和致癌物。

(3)煮:这种烹调方法用油少,所以能减少摄入的脂肪量。但煮蔬菜会损失70%

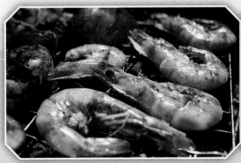
烧烤

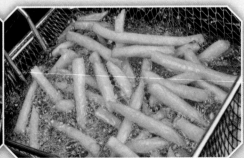
炸煎

的维生素,比如B族维生素和维生素C等。煮过的蔬菜最好连汤一起吃,因为有一些营养素溶解在汤里了。

(4)焖:这种烹饪方法保留维生素比较多,但是油脂用量较高,可以在冷却后去掉多余的油脂。对于根茎类蔬菜和豆类来说,这是种理想的烹饪方法。

(5)蒸:损失的水溶性维生素在30%左右,可见这种烹调方法比煮食能够保留更多的营养成分。但是有一点要注意的,就是不要使用反复蒸煮过的水,因为反复蒸煮过的水里的亚硝酸盐含量过高,会对人体健康造成危害。

(6)旺火快炒:这是保留营养素最好的一种烹饪方法。尽量减少食物在锅中停留的时间,使用较少量的油,能相对损失较少的水溶性维生素。因为蔬菜切后会损失部分维生素,因此,要注意先洗后切,然后尽快开始烹饪。

(7)生食:大部分的蔬菜类食物都可以生食,这是损失营养成分最少的一种方法。但是一些含有脂溶性维生素的蔬菜,如胡萝卜中的胡萝卜素,番茄中的番茄红素等,需要加热并有脂类参与后才能发挥其功效。对于动物性食物来说,生食不是个好方法,因为只有充分加热后动物性食物中的蛋白质才能更好地分解并被人体吸收,同时才能杀灭细菌、病毒和寄生虫,防止其对人体的侵害。

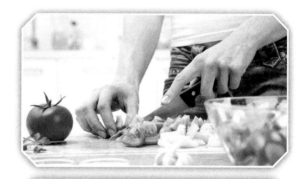

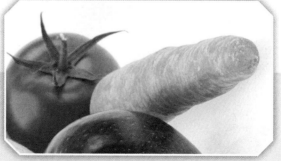

(本章编者:刘庆春、宋 博)

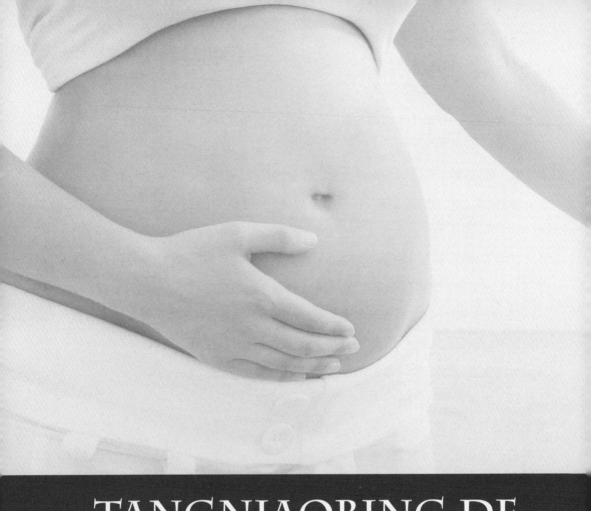

TANGNIAOBING DE YINGYANG ZHILIAO

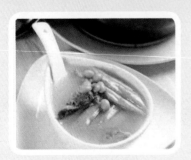
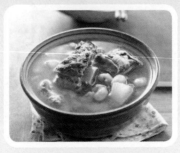
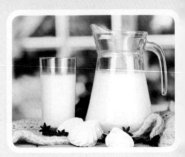

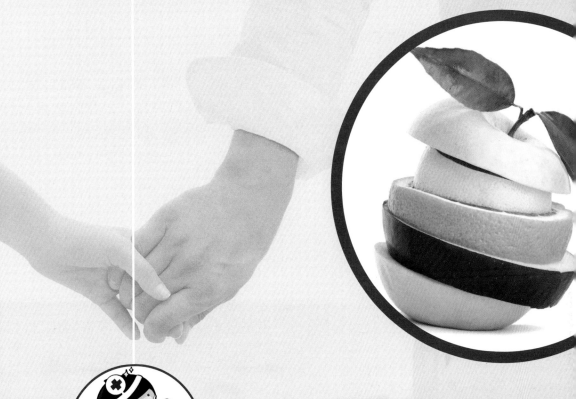

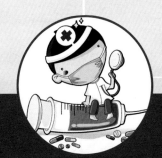

糖尿病的
营养治疗

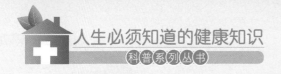

年轻经理的烦恼

今年刚刚40岁的李经理,已经是一家著名网络公司的老总了。别看现在的事业顺风顺水,但在10年前还是一贫如洗。每每回忆起当年那段艰辛的岁月,李经理总是会说:"那个时候每顿饭就是一份盒饭,真的是不舍得吃好的啊,公司哪里都需要钱……"十年磨一剑,李经理终于用勤劳和智慧打下了一片天地,陪客户吃饭成了弥补当年艰辛岁月的最好借口。李经理的腰围也随着自己事业的发达而发展起来。最近不知是什么原因,李经理经常觉得饿,饭量比以前大了,体重却直线下降,还经常口渴,细心的妻子察觉到了丈夫的异常,劝李经理赶快去医院做个检查。

医生给李经理做了一个全面体检,生化检验显示空腹血糖为15.1毫摩尔/升,被确诊为2型糖尿病。医生告诉他说:营养治疗是糖尿病治疗的基础,需要严格和长期执行。李经理心里那个苦啊,年轻的时候没钱吃好的,现在终于有条件吃了,却不能吃了……

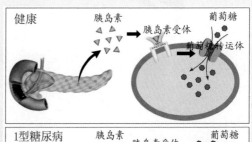

什么是糖尿病

糖尿病是由遗传和环境因素共同作用引起的以糖代谢失常为主要表现的临床综合征,是一组以高血糖为特征的代谢性疾病。高血糖则是由于胰岛素分泌缺陷或其生物作用受损,或两者兼有引起的。糖尿病分为4类:1型糖尿病,2型糖尿病,特异型糖尿病,妊娠糖尿病。长

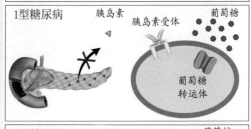

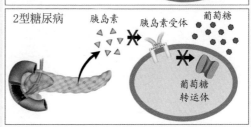

期高血糖可以导致各种组织的病变,特别是眼、肾、心脏、血管、神经的慢性损害和功能障碍,从而出现多种并发症。典型的糖尿病病状叫作"三多一少",即多饮、多尿、多食和体重下降,多见于1型糖尿病。

为什么会得糖尿病

糖尿病的病因和发病机制比较复杂,至今还没有完全研究清楚。遗传因素在各型糖尿病的发病中均起到一定的作用,环境因素也是其中一个重要原因。研究表明,肥胖、高热量饮食、体力活动不足及高龄是2型糖尿病发病最主要的环境因素。肥胖与2型糖尿病有密切关系,大多数2型糖尿病的患者均存在超重、肥胖等情况。近年来,随着社会发展和生活水平的提高,生活方式的改变和饮食结构的变化,世界范围内的肥胖人数激增,导致糖尿病患者人数在迅速增加。

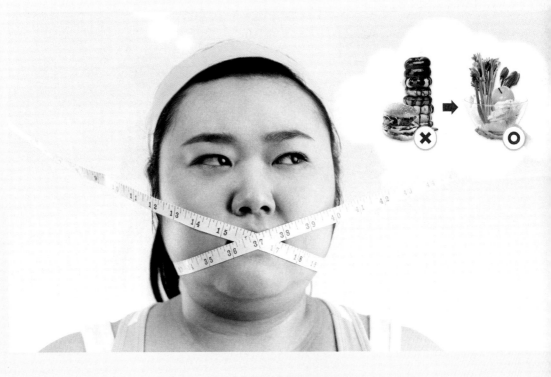

糖尿病的营养治疗

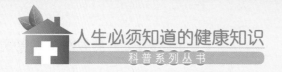
糖尿病"猛于虎"

糖尿病目前已成为继恶性肿瘤、心血管疾病之后的第三大"健康杀手"。它的主要危害在于并发症,分为急性并发症和慢性并发症。

1.急性并发症

急性并发症包括糖尿病酮症酸中毒和非酮症高渗性糖尿病昏迷,都属于糖尿病的急性并发症,多发生于中老年,严重者可以导致死亡。

2.慢性并发症

慢性并发症比较多。

(1)大血管并发症:包括心脑血管疾病中的脑梗死、冠心病、下肢血管病变等,轻者致残,重者可以导致早亡。

(2)微血管并发症:机体全身遍布微血管,所以糖尿病微血管并发症可以损害几乎全身各个组织器官,主要包括糖尿病视网膜病、糖尿病肾病和糖尿病神经病

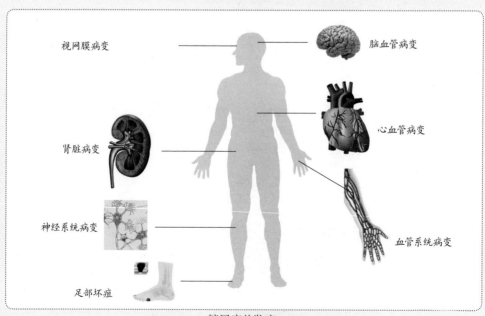

视网膜病变 　　　　脑血管病变
肾脏病变 　　　　心血管病变
神经系统病变 　　　　血管系统病变
足部坏疽

糖尿病并发症

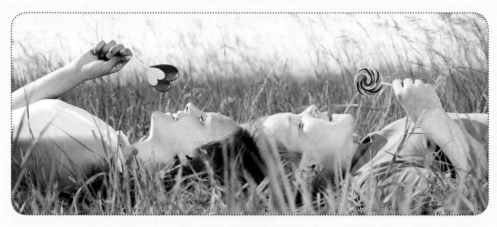

变。糖尿病视网膜病变是最常见的微血管病变,发病率随年龄和糖尿病病程增长而增加,糖尿病病史超过10年者,半数以上有视网膜病变,是失明的重要原因。病程10年以上的糖尿病患者累积有20%~40%会发生肾病,这是导致死亡的主要原因。糖尿病可累及神经系统的任何部分,以周围神经病变最为常见,累及感觉神经可出现疼痛、麻木、感觉过敏;累及运动神经可出现神经麻痹引起的运动障碍,局部肌肉可以萎缩;累及植物神经可出现出汗异常、血压及心率变化、尿失禁或尿潴留、腹泻或便秘以及阳痿等。

(3)皮肤病变:糖尿病患者的皮肤改变多种多样,多见于病程长、血糖控制不好及伴有多种并发症者。

(4)感染:糖尿病患者常发生疖、痈等皮肤化脓性感染,容易反复发生,严重的会引起败血症和脓毒血症。常见的感染包括皮肤感染、呼吸道感染和泌尿系感染。

营养治疗是糖尿病的基础治疗

营养治疗是各种类型糖尿病的基本治疗方法。国际糖尿病联盟(IDF)将营养治疗、运动治疗、药物治疗、健康教育与心理改善和血糖监测形象地称为糖尿病治疗的五驾马车,而营养治疗则是"驾辕之马",说明营养治疗对糖尿病控制最为重要。对新诊断、病情不是很重的糖尿病患者,通常先用营养治疗。单纯营养治疗1~2个月

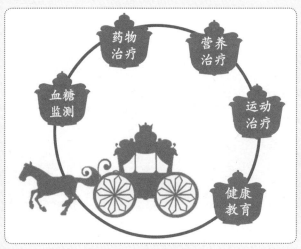

国际糖尿病联盟（IDF）糖尿病治疗的五驾马车

效果不佳时，才考虑选用降糖药；口服降糖药效果仍不佳时，再选用胰岛素。健康教育可调动糖尿病患者自身及其家属的积极性，以积极态度对待疾病。对血、尿、心电图及眼底进行定期检查和监测，可以及时提供病情信息以随时调整治疗方案。

正确驾驭五驾马车，就是要由营养、护理、医生包括内分泌、眼科、外科、神经科等，以及其他保健专业人员一起组成综合防治队伍，结合减少吸烟、饮酒等其他有害因素，尽量长期稳定地控制血糖，防止或减少并发症的发生，达到延长寿命、提高生活质量、享受健康人生的目标。无论用何种治疗方法，都必须长期坚持正确的营养治疗。

糖尿病营养治疗的原则

（1）控制每天的总热量。这是糖尿病营养治疗的最关键环节。总热量的需要量要根据患者的年龄、性别、身高、体重、体力活动量、病情等综合因素来确定。首先要算出患者的标准体重：标准体重（千克）=身高（厘米）-105或标准体重（千克）=[身高（厘米）-100]×0.9；女性的标准体重应再减去2千克。也可根据年龄、性别、身高查表获得。算出标准体重后再依据每个人日常体力活动情况来估算出每千克标准体重热量需要量。

成人卧床休息状态下每日每千克理想体重给予热量20~25千卡，轻体力劳动30千卡，中度体力劳动35千卡，重体力劳动40千卡以上。青少年、孕妇、乳母、营养

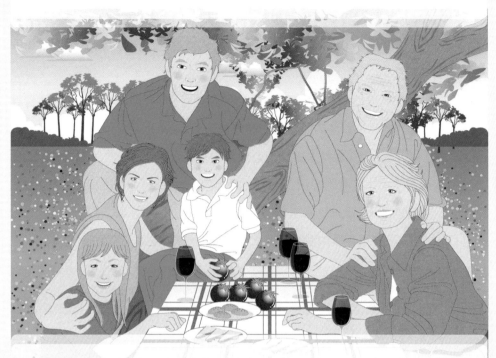

不良和消瘦及伴有消耗性疾病者应酌情增加,肥胖者要严格限制总热量和脂肪含量,给予低热量饮食,每天总热量不超过1500千卡,一般以每月降低0.5~1.0千克为宜。另外,年龄大者较年龄小者需要热量少,成年女子比男子所需热量要少一些。体重是检验总能量摄入量是否合理控制的简便有效指标,应控制在理想体重的±10%范围内。最好每周称1次体重,并根据体重不断调整食品摄入量和运动量。

（2）碳水化合物要适量。碳水化合物的总量应以占总能量的55%~60%为合适,不宜过多或过少。最好选用吸收较慢的粗粮类谷物,如玉米、荞麦、

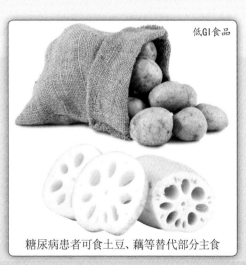

低GI食品

糖尿病患者可食土豆、藕等替代部分主食

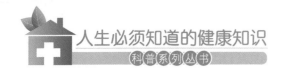

燕麦、莜麦、红薯等，也可选用含淀粉较多的根茎类、鲜豆等蔬菜，如土豆、藕等替代部分主食。对单纯饮食控制而又不满意者可适当减少。限制单糖或双糖，如蔗糖、葡萄糖等摄入。

以往糖尿病营养治疗时，大多关注食物的含糖量，近年来发现，不同种类含等量碳水化合物的食品进入体内所致的血糖值也不同，这可以用血糖指数（glycemic index, GI）来反映，因此血糖指数成为衡量食物是否可用的另一个有效指标。GI指分别摄入某种食品与等量葡萄糖2小时后血浆葡萄糖曲线下面积之比。在常用主食中，面食血糖指数和吸收率比米饭低，而粗粮和豆类又低于米面，故糖尿病患者应多选低GI食品，注意适当增加粗粮和面食比例。在表中列出某些食品血糖指数。

食品的血糖指数（GI值, %）表	
GI	**食　　　品**
75～79	莜麦
80～84	燕麦，荞麦，玉米面：黄豆（2:1），玉米面：黄豆面：面粉（2:2:1）
85～89	玉米面，玉米碴，芸豆，绿豆：粳米：海带（2:7:1）
90～94	籼米，小米，标准面粉，高粱米，绿豆：粳米（1:3）
95～100	粳米，白薯，糯米

（3）增加可溶性膳食纤维摄入。流行病学调查和临床研究都已证实膳食纤维可治疗糖尿病，因为膳食纤维有降低空腹血糖和改善糖耐量的作用，摄入膳食纤维较高的地区，糖尿病发病率较低。膳食纤维的用量，建议每4.18兆焦（1000千卡）能量补充12~28克膳食纤维，或每天膳食纤维供给量40克。可溶性膳食纤维，如半纤维素、果胶等有降低血糖、血脂及改善葡萄糖耐量的功效，可以多用。魔芋精粉含有大量葡甘聚糖，有降血糖的功效。含可溶性膳食纤维较多食品还有整粒豆、燕麦麸、香蕉、杏等。玉米和大麦可溶性膳食纤维含量高于稻米。

（4）控制脂肪和胆固醇摄入。心脑血管疾病及高脂血症是糖尿病常见的并发症，所以糖尿病饮食中应适当降低脂肪供给量，膳食脂肪应占总能量的20%~30%，或按每天0.7~1.0克/千克体重供给。限制动物脂肪和饱和脂肪酸摄入,增加多不饱和脂肪酸。植物油至少占总脂肪33%以上,供给植物油20~40克/天。胆固醇摄入每天应低于300毫克,合并高胆固醇血症时应限制在200毫克/天以内。富含饱和脂肪酸的牛油、羊油、猪油、奶油等动物性脂肪都要少用,鱼油除外。尽量使用植物油烹调。

(5)选用优质蛋白质。糖尿病患者蛋白质消耗增加,容易出现负氮平衡,但同时也容易出现肾病并发症,因此,蛋白质总量不要过多,其提供的能量应占总能量的10%~15%,要适当增加优质蛋白质的供给。成人按每天1.0~1.2克/千克供给,孕妇、乳母营养不良及存在感染时,如肝肾功能良好时,可按每天1.5~2.0克/千克体重供给。儿童糖尿病患者,则按每天2.0~3.0克/千克体重供给;如有肾功能不全时,应限制蛋白摄入。具体根据肾功能损害程度而定,通常按每天0.5~0.8克/千克体重供给。动物蛋白不低于蛋白质总量的30%,同时补充一定量豆类蛋白。多选用大豆、兔、鱼、禽、瘦肉等食品。

(6)提供丰富维生素和矿物质。维生素与糖尿病关系密切,补充B族维生素包括维生素B$_1$、烟酸、维生素B$_{12}$等可改善神经症

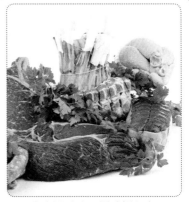

控制脂肪和胆固醇摄入少
用牛油、羊油、猪油、奶油

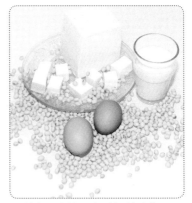

补充一定量豆类蛋白,首选黄豆

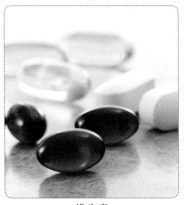

维生素

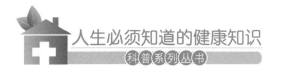

状,而充足的维生素C可改善微血管循环。富含维生素C食品有猕猴桃、柑、橙、柚、草莓、鲜枣等,可在两餐间食用,摄入甜水果或水果用量较大时,要注意替代部分主食,血糖控制不好者慎用。

补充钾、钠、镁等矿物质有利于维持体内的电解质平衡,防止或纠正电解质失常。在矿物质中铬、锌、钙尤其受到关注,因为三价铬是葡萄糖耐量因子的组成部分,而锌是胰岛素组成部分,作用于葡萄糖代谢的磷酸变位酶,没有铬的参与时,其活性下降。含活性铬的食品有酵母、牛肉、肝、蘑菇、啤酒等;补钙对预防骨质疏松症有益;锌能协助葡萄糖在细胞膜上转运,每1分子胰岛素含有2个锌原子,因此锌与胰岛素的活性有关,锌主要来源是动物性食品,尤其是海产品。平时钠盐摄入不宜过高,过高易诱发高血压和脑动脉硬化。

(7)食品多样化。糖尿病患者的常用食品可以分为谷薯类(包括含淀粉多的豆类)、蔬菜、水果、大豆、奶类、瘦肉(含鱼虾)、蛋类、油脂以及硬果类,共8类。糖尿病患者每天饮食都应包含这8类食品,每类食品选用1~3种。每餐中都要有提供能量、优质蛋白质和具有保护性营养素的食品。

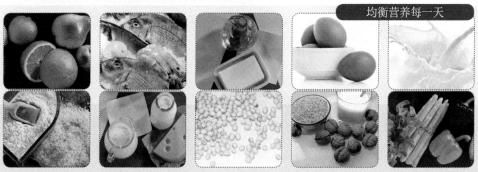
均衡营养每一天

(8)合理的进餐制度。安排好糖尿病患者的进餐时间很重要,要定时、定量。两餐间隔时间太长容易出现低血糖。每天可安排3~6餐,餐次增多时可从正餐中抽出部分食品作为加餐用。餐次及其能量分配比例可根据饮食、血糖及活动情况决定,早餐食欲好、空腹血糖正常、上午活动量较大者可增大早餐能量比例。早、午、晚三餐比例可以各占l/3,也可以是1/5、2/5、2/5。

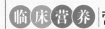

（9）防止低血糖。如果降糖药物过量，饮食量过少或活动突然增多，糖尿病患者就可能出现低血糖。饮酒后也会出现低血糖，因为饮酒后乙醇在体内代谢时，会抑制血糖的调节。发生低血糖时，应及时抢救，方法是立即服用白糖水、葡萄糖水1杯或馒头25克，严重者或不能吞咽者，可静脉推注50%葡萄糖溶液20~40毫升，并严密观察病情。病情严重的，应该尽快送医院治疗。

（10）酒精。酒精代谢不需要胰岛素，所以有人认为糖尿病患者可饮少量酒类来补充能量。但原则上以不饮酒为宜，因为酒精除能量外，不含其他营养素。长期饮酒对肝不利，还增加或提前发生并发症。糖尿病患者饮食控制时，可能会面对很多特殊情况，如假期、酒会、朋友聚会等，如不可避免地要饮酒，一定要限量。

1）酒含有能量：如果严格控制体重，应计算酒精的能量。啤酒酒精含量平均为3~6毫升/100毫升，能量平均为30千卡/100毫升，1次量应在250毫升以内。黄酒酒精含量15毫升/100毫升，能量为80千卡/100毫升，1次量应在100毫升以内。葡萄酒含酒精为10~15毫升/100毫升，能量为60~90千卡/100毫升，1次量宜在100毫升以内。

2）饮酒影响血糖：饮酒很容易导致低血糖，或因肝内葡萄糖生成减少而诱发低血糖和血糖波动过大。因为饮酒常常会减少正常饮食的摄入，酒精吸收快，使机体不能较长时间维持血糖的稳定。对于使用胰岛素、降糖药的糖尿病患者来说，饮酒更易发生低血糖。尤其对使用速效、短效降糖药物和胰岛素的患者，要特别注意防止低血糖的发生，所以糖尿病患者应该戒酒。

3）饮酒影响血脂：长期或大量饮酒可以导致血糖过高和血脂代谢失常，致高甘油三酯血症，还可致酒精性肝硬化、胰腺炎及多脏器损害。当并发胰腺炎、高甘油三酯血症、神经系统疾病、心脏疾病和肾功能衰竭时，应绝对禁止饮酒。

4）注意监测血糖：糖尿病患者饮酒时要限量，同时注意血糖监测。当然最好不饮酒，特别含酒精较高的烈性酒，避免空腹时饮酒。

重症糖尿病：重症糖尿病患者饮食摄入，应在医师或营养师严密监视下进行。

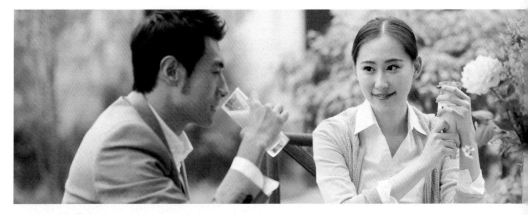

糖尿病营养治疗的具体计算方法

糖尿病营养治疗,关键是对各种主要食物每天的摄入量进行较为精确的计算,并严格付诸实施,主要的而且通行的做法就是食物交换份方法。通过合理的膳食和科学的烹调加工,向机体提供足够的热能和各种营养素,并保持各种营养素之间的平衡,以满足机体的正常需要,改善营养状况,维持血糖稳定和机体健康。具体有以下四个步骤。

(1)营养评价。测量患者的身高和体重,并运用以下公式确定其营养状况,得出评价结果是肥胖、超重、正常、偏轻和消瘦。

标准体重(千克)=身高(厘米)-105

实际体重为标准体重的±10%均属正常,超过标准体重10%为超重,超过20%为肥胖,少于标准体重10%为过轻,少于20%为消瘦。

或者用体重指数(BMI)计算公式:

$$BMI=实际体重(千克)÷身高(米)^2$$

我国确定的判断标准为:BMI<18.5为过轻,介于18.5~23.9属正常,24~27.9为超重,BMI≥28便是肥胖了。

(2)确定全日能量。根据前面的评价结果,结合病情和工作强度,用标准体重乘以下表中的系数,计算全天的总热量。

每日总能量(千焦或千卡)=标准体重×热能供应量系数

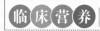

热能供应量系数表			
	卧床 （千焦/kg）	轻体力 （千焦/kg）	中体力 （千焦/kg）	重体力 （千焦/kg）
消瘦	30	35	40	40～45
正常	25～30	30	35	40
超重	20～25	25～30	30	35
肥胖	15～20	20～25	25	35

注：年龄超过50岁者，每增加1岁，总能量减少1%。

（3）计算3种能量营养素每日需要的数量。根据①蛋白质、脂肪、碳水化合物各占总能量的百分比：蛋白质10%~15%、脂肪25%~30%、碳水化合物55%~65%，和②3种营养素产能系数：蛋白质产能4千卡/克、脂肪产能9千卡/克、碳水化合物产能4千卡/克，计算3种营养素的量。

蛋白质（克）：总能量×蛋白质%÷4

脂肪（克）：总能量×脂肪%÷9

碳水化合物（克）：总能量×碳水化合物%÷4

（4）设定每天摄入牛奶1袋，蔬菜500克（具体见"食物交换份法"部分的表格），分别计算全日谷、肉、油用量。

如：谷物量＝（总碳水化合物量–牛奶和蔬菜中碳水化合物的量）/碳水化合物产能系数。肉和油用量依此类推。

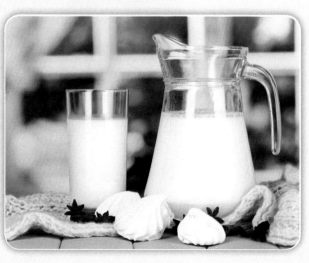

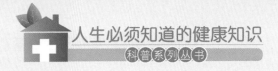

食物交换份法

　　食物交换份法是将常用食物按其所含的营养素量的近似值归类,以一定数量的能量值(如90千卡)作为标准,计算出每类食物每份的重量,然后做出表格,列出每一类食物中一份的重量和主要营养素,保证一份不同的食物虽然重量不同但所含能量相同,其他营养素含量接近,以此就可以互相交换。将我们常用的食物,按所含的主要营养素分成四大类、八小类,每大类食物中,相同份数的食物可以相互交换。

　　(1)食物大类。谷薯组主要提供碳水化合物和膳食纤维;果蔬组主要提供维生素、矿物质和膳食纤维;肉蛋组主要提供蛋白质;油脂组主要提供脂肪。

　　(2)各类食物营养成分表。特别说明,一般食物都应于皮、根等废料除去后,烹调前所称的重量为准。不属于同一大类的食品,由于其营养成分区别较大,不适宜进行交换。

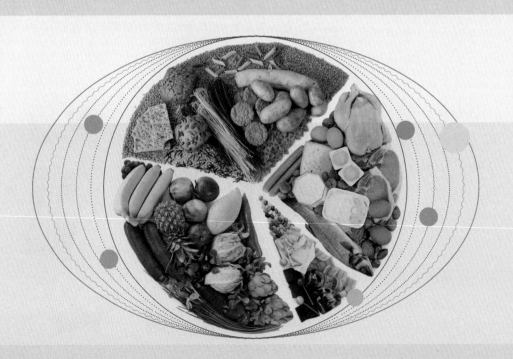

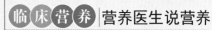

各类食物交换份的营养价值表

组别	类别	每份重量（克）	能量（千卡）	蛋白质（克）	脂肪（克）	糖类（克）
谷薯组	谷薯类	25	90	2.0	—	20.0
果蔬组	蔬菜类	500	90	5.0	—	17.0
	水果类	200	90	1.0	—	21.0
肉蛋组	大豆类	25	90	9.0	4.0	4.0
	奶类	160	90	5.0	5.0	6.0
	肉蛋类	50	90	9.0	6.0	—
油脂组	硬果类	15	90	4.0	7.0	2.0
	油脂类	10	90	—	10.0	—

等值谷薯类交换份表

食　物	重量（克）	食　物	重量（克）
大米、小米、糯米、薏米	25	干粉条、干莲子	25
高粱米、玉米糁	25	油条、油饼、苏打饼干	25
面粉、米粉、玉米面	25	烧饼、烙饼、馒头	35
混合面	25	咸面包、窝窝头	35
燕麦片、莜麦面	25	生面条、魔芋生面条	35
荞麦面、苦荞面	25	马铃薯	100
各种挂面、龙须面	25	湿粉皮	150
通心粉	25	鲜玉米（一个中等大小	200
绿豆、红豆、芸豆、干豌豆	25	的带棒芯玉米）	

注：每份提供蛋白质2克；碳水化合物20克；热量90千卡。

等值蔬菜类交换份表

食　物	重量（克）	食　物	重量（克）
大白菜、圆白菜、菠菜、油菜	500	白萝卜、青椒、茭白、冬笋	400
韭菜、茴香、茼蒿	500	南瓜、菜花	350
芹菜、茎蓝、莴苣笋、油菜薹	500	鲜豇豆、扁豆、洋葱、蒜苗	250
西葫芦、西红柿、冬瓜、苦瓜	500	胡萝卜	200
黄瓜、茄子、丝瓜	500	山药、荸荠、藕、凉薯	150
芥蓝菜、瓢菜	500	慈姑、百合、芋头	100
蕹菜、苋菜、龙须菜	500	毛豆、鲜豌豆	70
绿豆芽、鲜蘑、水浸海带	500		

注：每份提供蛋白质5克；碳水化合物17克；热量90千卡。每份蔬菜一律以净食部计算。

等值水果类交换份表

食　物	重量（克）	食　物	重量（克）
柿子、香蕉、鲜荔枝	150	李子、杏	300
梨、桃、苹果	200	葡萄	200
橘子、橙子、柚子	200	草莓	300
猕猴桃	200	西瓜	500

注：每份提供蛋白质1克；碳水化合物21克；热量90千卡。

等值油脂硬果类交换份表

食　物	重量（克）	食　物	重量（克）
花生油、香油(1汤匙)	10	核桃、杏仁、花生米	25
玉米油、菜籽油(1汤匙)	10	葵花籽（带壳）	25
豆油(1汤匙)	10	西瓜籽（带壳）	40
红花油(1汤匙)	10		
猪油、牛油、羊油、黄油	10		

注：每份提供脂肪10克；热量90千卡。

等值肉、蛋类食品交换份表

食　物	重量（克）	食　物	重量（克）
热火腿、香肠	20	鸡蛋(1大个带壳鸡蛋)	60
肥瘦猪肉	25	鸭蛋、松花蛋(1大个带壳)	60
熟叉烧肉(无糖)、熟午餐肉	35	鹌鹑蛋(6个带壳)	60
酱牛肉、熟酱鸭、大肉肠	35	带鱼	80
瘦猪肉、瘦牛肉、瘦羊肉	50	草鱼、鲤鱼、甲鱼、比目鱼、	80
带骨排骨	50	大黄鱼、黑鲢、鲫鱼	
鸭肉	50	对虾、青虾、鲜贝	100
鹅肉	50	蟹肉、水发鱿鱼、水发海参	350
兔肉	100		
鸡蛋粉、鸡蛋清	150		

注：每份提供蛋白质9克；脂肪6克；热量90千卡。除蛋类为市品重量，其余以净食部计算。

等值奶类交换份表

食 物	重量（克）	食 物	重量（克）
奶粉	20	牛奶	160
脱脂奶粉	25	羊奶	160
乳酪	25	无糖酸奶	130

注：每份提供蛋白质5克；脂肪5克；碳水化合物6克；热量90千卡。

等值大豆类交换份表

食 物	重量（克）	食 物	重量（克）
腐竹	20	北豆腐	100
大豆	25	南豆腐（嫩豆腐）	150
大豆粉	25	豆浆（1:8）	400
豆腐丝、豆腐干、油豆腐	50		

注：每份提供蛋白质9克，脂肪4克，碳水化合物4克；热量90千卡。

常用能量值对应的种类食物重量表

一天能量值	1200千卡		1600千卡	
交换单位	14		18	
谷薯类	150克	6	250克	10
蔬果类	500克	1	500克	1
肉蛋类	150克	3	150克	3
乳类	250毫升	1.5	250毫升	1.5
豆浆	200毫升	0.5	200毫升	0.5
油脂类	20克	2	20克	2
一天能量值	1800千卡		2200千卡	
交换单位	20		24	
谷薯类	300克	12	400克	16
蔬果类	500克	1	500克	1
肉蛋类	150克	3	150克	3
乳类	250毫升	1.5	250毫升	1.5
豆浆	200毫升	0.5	200毫升	0.5
油脂类	20克	2	20克	2

营养治疗的糖尿病

糖尿病营养治疗的误区

1.营养治疗就是少吃或不吃主食

不少患者认为，主食就是"糖"，控制血糖就得少吃主食，而且吃得越少越好。其实这样会造成两种不良后果：一是由于主食摄入不足，总热量无法满足机体代谢需要，导致体内脂肪、蛋白质过量分解，出现营养不良，甚至产生有生命危险的饥饿性酮症。二是控制了主食量，但对油脂、零食、肉蛋类等食物不加控制，每日总热量没有减少反而增加。其主食中的碳水化合物是供应能量的最重要、最经济的来源，每餐都应按营养医生的建议保证足够的数量。

2.低糖或糖尿病专用食品就可以随意食入

许多患者认为，糖尿病专用食品不含糖，可以随意吃。其实"无糖"只是指食品中不含"蔗糖"，代之不会升高血糖但却有甜味的木糖醇类物质。但无糖饼干仍属谷类食物，在体内会转化为葡萄糖，也需要控制摄入量。还有一些患者错误地认为：糖尿病只是不吃甜的食物，但咸面包、咸饼干等可以不必控制。面包饼干类同米饭馒

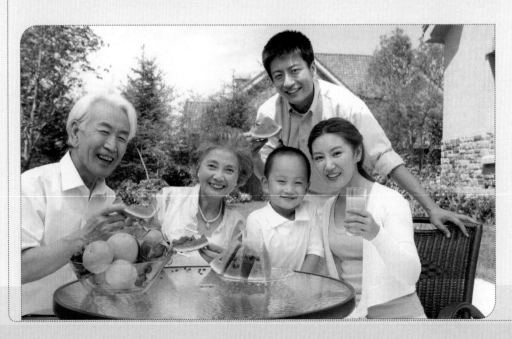

头一样也属于主食，在体内同样会转化为葡萄糖，导致血糖升高。

3.食物吃多了只要加大药量就可以

有些患者感觉饥饿或者遇到自己喜欢的食物就不加控制而大快朵颐，甚至错误地认为只要加大药物剂量，就可以解决多吃的问题。其实并非如此，饮食不规律，最大的问题是加重胰岛负担，而且有可能出现低血糖甚至引发药物的不良反应，不利于病情的控制。

4.用胰岛素治疗后饮食就不需要再控制了

采用胰岛素治疗的糖尿病患者，不但需要控制饮食，并且一定要定时定量进食。胰岛素用量通常是固定的，进食多了，胰岛素就不足，会引起餐后高血糖；进食少了，胰岛素用量则相对过多，会在胰岛素作用达到高峰时发生低血糖，低血糖会引起脑缺氧致昏迷，甚至死亡。同时进食也要定时，进食不及时同样会引起低血糖反应；若进食过早，当血糖上升时，胰岛素的作用还没有得到发挥，就会产生高血糖，而当葡萄糖被机体利用和储存之后，血糖开始下降，胰岛素作用才达到高峰，此时就可能发生低血糖，所以必须规律进餐。

5.糖尿病患者不能吃水果

很多人认为得了糖尿病就不能吃水果了，其实水果中含有丰富的维生素、矿物质、纤维素，对健康大有益处。如果糖尿病患者血糖能够控制到理想情况（餐后2小时血糖在8~10毫摩尔/升），是

糖尿病的营养治疗

可以吃水果的，但要控制总量，一般建议含糖9%左右的200克水果可以和25克主食互换，食用水果就需要减掉相当量的主食。二要选择含糖量相对较低的水果，如西瓜、苹果、梨、橘子、猕猴桃等，而香蕉、红枣、荔枝、柿子、红果含糖量相对较高，应少食用。三要注意吃水果的时机，最好在两餐之间做加餐用，既不至于血糖太高，又能防止低血糖发生。

6.植物油比动物油要好，因此不需要限制

有患者认为植物油中含有很多不饱和脂肪酸，不需要限制植物油的摄入。无论植物油还是动物油都属于脂肪类，是高热量食物。如不控制食用油量就会引起总热量升高，使体重增加而影响血糖的控制，因此即使是植物油也要限制用量。

7.糖尿病需控制饮水量

有人认为患糖尿病后应该控制饮水量，这是十分错误的。喝水是体内缺水的表现，是人体的一种保护性反应，糖尿病患者限制饮水量不但不能治疗糖尿病，反而会引起酮症酸中毒或高渗性昏迷，这是非常危险的。

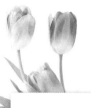
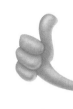

糖尿病患者
需要注意的饮食细节

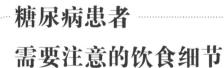

（1）改变用餐顺序：饭前先吃一些可以生吃的蔬菜，例如黄瓜、西红柿、生菜等，饭前先喝汤，然后再吃主食和肉类。

（2）改变用餐方法：吃饭细嚼慢咽，不宜狼吞虎咽。饭要一次盛好，每餐吃八成饱就可以了，切勿餐餐吃到饱。饭毕立即放下筷子，离开餐桌。

（3）改变用餐习惯：少细多粗，少稀多干，少荤多素，少肉多鱼，少油多清淡，少盐多醋，少烟多茶，少吃零食，少量多餐，少吃多动。

（4）改变烹调方法：氽、煮、拌、蒸、卤等的方法比炒、煎、炸等制作方法，可以减少油脂的摄入量；炒菜时使用肉丝，不要用肉片；食用带骨头的肉比炖肉好，既满足食欲，吃进的肉量又不大。总之，尽量少吃油腻的食品。

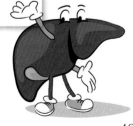

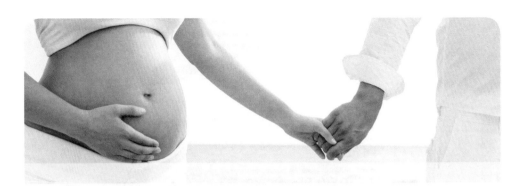

孕妇患糖尿病应该如何进行营养治疗

　　妊娠糖尿病包括糖尿病合并妊娠、妊娠前隐性糖尿病、妊娠后进展为糖尿病、妊娠期新发现糖尿病。以前认为患糖尿病的妇女不能怀孕，后来胰岛素的问世，使糖尿病妇女怀孕和生育有了保证。妊娠期胎儿生长发育需要母体供给大量葡萄糖和氨基酸，使得母体糖异生作用增强，刺激血糖升高。此外，孕妇分泌泌乳激素、雌激素、孕激素及皮质激素增加，对胰岛素拮抗作用增加，也容易诱发糖尿病。妊娠期糖尿病营养治疗的原则是各种营养素供给量合理，应满足母体和胎儿生长发育的需要，同时严格监测，孕妇体重不能增长过快。孕早期容易产生酮症酸中毒；孕中晚期原有糖尿病的孕妇，对胰岛素的需求量不断增加，必须随时调整胰岛素的用量；分娩期可使血糖上升。产褥期易发生低血糖性休克。

　　营养治疗主要是饮食控制，前4个月营养素供给量与正常人相似，后5个月需要量每天增加能量1.26兆焦（300千卡），蛋白质25克。乳母每天需增加能量3.35兆焦（800千卡），蛋白质25克。能量摄入不宜太低，通常1800~2000千卡/天，每天主食350~400克，蛋白质按1.5~2克/千克体重或75~100克，脂肪50克，适量维生素及铁、钙。将血糖控制在7.84毫摩尔/升，或餐后2小时维持血糖在7.28毫摩尔/升，可不必给胰岛素。孕期不宜用口服降糖药，孕期以用不能通过胎盘胰岛素为好。孕妇经饮食控制后血糖值仍大于8.40毫摩尔/升时，用普通胰岛素以控制空腹血糖，维持在110~150毫克/分升（6.16~8.40毫摩尔/升），尿糖为（+）。

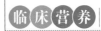

糖尿病食谱举例

1.黄豆排骨汤

原料：黄豆100克、猪排骨500克。

做法：先将黄豆浸泡过夜；猪排焯水，撇净浮沫；将排骨、黄豆和适量姜片放入锅中，大火煮开后改中火并保持翻滚沸腾状态至汤汁乳白；改小火慢炖2小时，加盐调味即可。

功效：健脾开胃，去湿消肿，补而不燥。

2.苦瓜瘦肉煲

原料：瘦猪肉100克、苦瓜60克。

做法：先将猪肉洗净，剁成肉糜，加入适量蚝油、盐、淀粉混合均匀；苦瓜洗净，横切成筒状，每件长5厘米，挖去瓜瓤，填入瘦肉泥；过油后捞起，放入砂锅内，加水少量，文火焖1小时，瓜烂味香即成。

功效：苦瓜中含有类似胰岛素的物质，具有降血糖的功效，并能够改善体内的脂肪平衡，是糖尿病患者理想的食疗食物。

3.双皮饮

原料：西瓜皮300克、冬瓜300克、芦根30克。

做法：切碎煎汤饮用。

功效：具有清热、止渴、利尿功效。

4.绿茶蒸鲫鱼

原料：鲫鱼500克、绿茶5克。

做法：将鲫鱼去鳃和内脏，留下鱼鳞，腹内装满绿茶，放盘中，上蒸锅清蒸透即可。

用法：每日1次，淡食鱼肉。

功效：补虚，止消渴。适用于糖尿病口渴多饮不止以及暑热伤阴者。

（本章编者：刘庆春、王环宇）

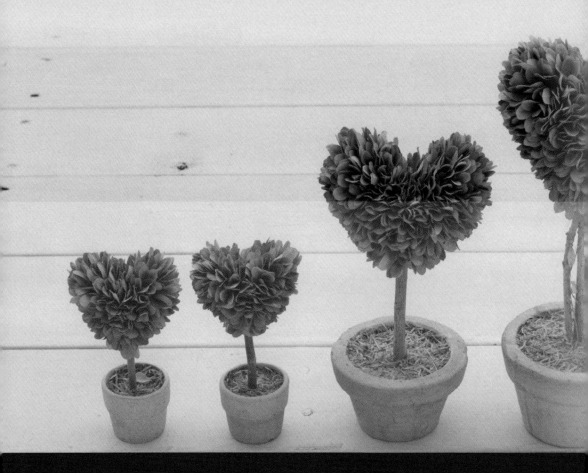

FEIPANG DE YINGYANG ZHILIAO

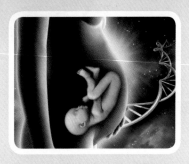
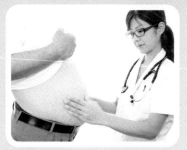
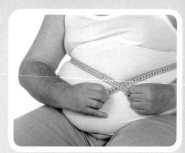

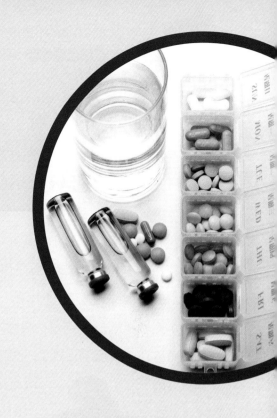

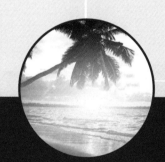

肥胖的
营养治疗

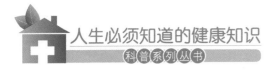
越减越肥的尴尬

　　医院营养科门诊来了一位年轻的患者，25岁的小美，身高155厘米，体重却达到了70千克。平心而论，小美的容貌还是不错的：白皙的脸上有着非常精致的五官，但因为体重影响了身材，小美看起来很自卑，在医生面前几乎一直低着头，不说话。母亲代为介绍了情况：从小小美就算一个胖女孩儿，但家人并没有太在意，甚至认为孩子胖一点好养。小美喜欢肉食，妈妈总是尽量满足她。青春期前后小美突然食欲大增，两年下来就吃成了这个样子。

　　小美曾尝试过各种各样的减肥方法：节食、运动、汗蒸、推拿针灸以及各种各样的减肥药，刚开始还有点效果，可很快又恢复了原样，甚至比原来还要严重，真的是越减越肥……

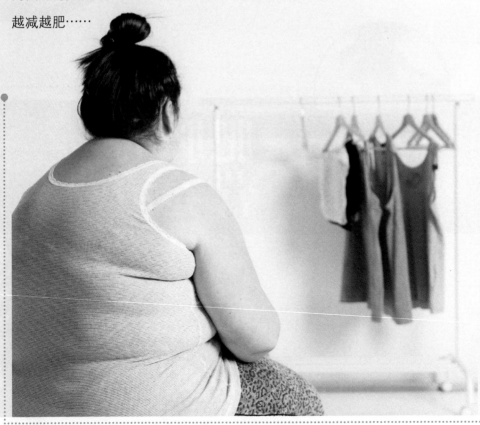

什么是肥胖，如何判定肥胖

随着全球经济的快速发展，生活水平的日益提高，饮食结构也在不断变化，加上体力劳动的减少，肥胖症的发病率与日俱增，已成为全球重要的健康问题摆在人们面前。据不完全统计，全世界的肥胖人数以每5年翻一番的惊人速度增长。在我国，情况同样不容乐观，根据2002年

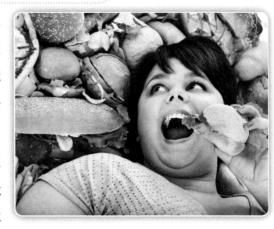

"中国居民营养与健康状况调查"数据，我国成人超重率为22.8%，肥胖率为7.1%，估计人数分别为2.0亿和6000多万。大城市成人超重率与肥胖率分别高达30.0%和12.3%，儿童肥胖率已达8.1%。与1992年全国营养调查资料相比，成人超重率上升39%，肥胖率上升97%。

那么到底什么样才算是肥胖呢？

肥胖是指体内脂肪堆积过多和(或)分布异常，通常伴有体重增加。世界卫生组织(WHO)则将肥胖定义为可能导致健康损害的异常或过多的脂肪堆积。现代医学认为，肥胖是一种由多种因素引起的慢性代谢性疾病，是指体内脂肪细胞增多或者细胞体积增大，导致脂肪组织过多、超过了正常的占体重比例。

对于肥胖的具体判定标准方法有两种。

(1)身长标准体重法。公式为：

肥胖度(%)=[实际体重(千克) – 身长标准体重(千克)]/身长标准体重(千克)×100%

身长标准体重(千克)=身高(厘米)–105

判断标准：凡肥胖度>10%为超重；20%~29%为轻度肥胖；30%~49%为中度肥胖；>50%为重度肥胖。

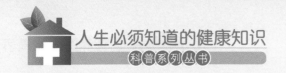

（2）体质指数（BMI，Body Mass Index）。是世界公认的一种评定肥胖程度的分级方法，这个概念是由19世纪中期的比利时通才凯特勒最先提出的。它的定义为如下：

$$体质指数（BMI）=体重（千克）\div 身高^2（米）$$

例如：一个人的身高为1.75米，体重为68千克，他的BMI=$68\div 1.75^2$=22.2

当BMI指数为18.5~23.9时属正常。

理想体重：妇女BMI=22，男子BMI=24。

由卫生部疾控司发布的中国肥胖问题工作组编写的《中国成人超重和肥胖症预防控制指南（试行）》2003版中提出的中国人肥胖诊断BMI界限值见下表。

中国成人超重和肥胖的体重指数和腰围界限值与相关疾病危险的关系表

分类	体重指数 （千克／平方米）	腰围（厘米）		
		男：＜85 女：＜80	男：85~95 女：80~90	男：≥95 女：≥90
体重过低	＜18.5	－	－	－
体重正常	18.5~23.9	－	增加	高
超重	24.0~27.9	增加	高	极高
肥胖	≥28	高	极高	极高

BMI也是考虑了体重和身高两个因素，因此简单、实用、可反映全身性的超重和肥胖。在测量身体因超重而面临心脏病、高血压等风险时，比单纯的以体重来认定，更具准确性。

对于肥胖的评价，有一点需要特别指出，虽然肥胖常表现为体重超过标准体重，但超重不一定全是肥胖。机体肌肉组织和骨骼如果特别发达，重量增加也可使体重超过标准体重，比如运动员的身体常常会出现这种情况。肥胖症必须是机体脂肪组织增加，导致脂肪组织所占重量比例增加。

（3）腰围。是另一个被用来反映肥胖程度的指标，该指标和腹部内脏脂肪堆积的相关性优于腰臀比值。WHO建议男性腰围大于94厘米，女性大于80厘米作为肥胖的标准，但这一标准适宜于欧洲人群。对于亚太和中国，建议男性大于90厘米，女性大于85厘米作为肥胖的标准。对腰围测量的部位，WHO推荐采用最低肋骨下缘与髂嵴最高点连线的中点作为测量点，被测者取直立位在平静呼气状态下，用软尺水平环绕于测量部位，松紧应适度，测量过程中避免吸气，并应保持软尺各部分处于水平位置。

什么是内脏脂肪？内脏脂肪位于身体内部，它围绕着人的脏器，主要存在于腹腔内（比如胃的周围）。它的危害比较大，体内存在过多内脏脂肪，就会增加患糖尿病、心脏病和其他各种代谢性疾病的机会，所以它被称为"危险的脂肪"。

发生肥胖的原因

引起肥胖症的原因很复杂，是多种因素共同作用的结果。总体认为肥胖与遗传和环境因素都有着密切关系。遗传且不说，单就环境因素而言就有长期食入高脂、高热量食物，体力活动减少，心理障碍等，由此可知肥胖与生活方式密切相关，因此预防和控制肥胖需从改变不良生活方式，重建健康的生活方式开始。

（1）遗传因素。西方俗话说，"人如其食"，但这条古老谚语对肥胖来说并不适用。为什么有些人吃得少也发胖？为什么有些人喝牛奶会过敏？这些都是源于你的基因和别人不一样。

肥胖有家族聚集倾向，但至今未能够确定其遗传方式和分子机制，不能完全排除共同饮食、活动习惯的

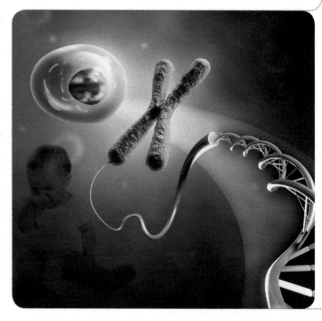

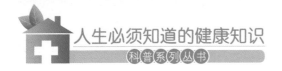

影响。总的看，肥胖是多因素遗传，即父母的体质遗传给子女时，并不是由一个遗传因子，而是由多种遗传因子共同来决定子女的体质，所以称为多因子遗传。体重正常的父母的后代只有10%是肥胖症患者。父母中有一人肥胖，则子女有40%肥胖的概率，如果父母双方都肥胖，子女可能肥胖的概率升高至70%~80%。

节约基因理论也在其中起到重要作用，它是指在相同的环境条件下，某些特定的种族或人群比较容易发生肥胖。他们能充分吸收食物中的能量并以脂肪的形式进行储存，以适应环境的改变及自然选择的压力。

大多数情况肥胖是遗传因素与环境因素共同作用的结果。统计发现肥胖40%~70%由遗传因素决定，环境因素占30%~60%，因此不可忽视环境因素即外因的作用。

（2）饮食因素。肥胖的直接起因就是机体摄入的能量长期超过机体的消耗，即摄入过多或者消耗过少，或既摄入过多又消耗过少。随着经济快速发展和人民生活水平普遍提高，动物性食物、脂肪等高能量食品摄入明显增加，食物种类繁多，快餐日益普及，会餐几乎成了一种普遍的娱乐方式，这些都是导致肥胖的原因。胚胎期

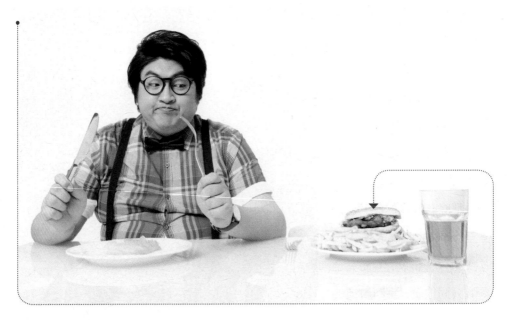

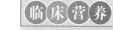

因孕妇能量摄入过剩，可致婴儿出生时体重较重；出生后人工过量喂养，过早添加固体食品和断奶，都可导致肥胖。

饮食习惯和组成对脂肪的堆积有很大影响，进食速度快及食量大、偏食、喜食油腻和甜食、吃零食及晚餐十分丰富者，常比一般人更容易发胖。每天摄入能量相同，少餐次者又要比多餐次者易发胖。

1971~2000年，美国肥胖症的发生率从14.5%上升到30.9%。同一时间内，能量的平均摄入量也有所升高。其中，女性平均每日摄入能量增加335千卡（1971年1542千卡，2004年升高至1877千卡），而男性则为168千卡（1971年2450千卡，2004年升高至2618千卡）。多余的能量主要来自碳水化合物，其中最主要的是软饮料，由于含糖量过高，它所提供的热量占年轻人每日摄入热量的25%。饮食结构发生改变，尤其是高热量的快餐类食物所占的比例显著增加（1995年是1977年的3倍）。

（3）体力活动因素。通常体力活动是决定个人能量消耗多少的重要因素。同时，体力活动也是抑制机体脂肪积聚的最强有力的"制动剂"。机械化大生产、交通方式改变以及城市化都是导致体力活动日益减少的主要原因。另一方面因为摄取的能量并未减少，而形成肥胖。肥胖导致日常活动越趋缓慢、慵懒，更减低了热量的消耗，导致恶性循环，助长肥胖的发生。

肥胖症的发病率随着城市化的发展而有所增高，城市化导致每日能量支出减少300~400千卡，而

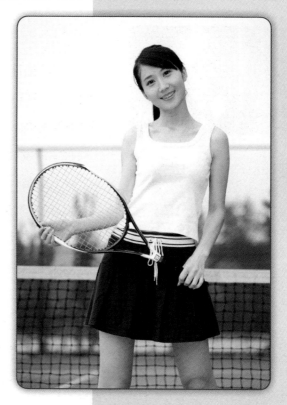

以车代步则使能量支出减少量又增加200千卡。社交活动增加，锻炼时间减少和在家用餐时间减少都是其中的影响因素。以有氧代谢为特征的体力活动对降低体脂的效果最为明显。而某些以无氧代谢为特征的静力运动项目，减肥效果则远不如动力活动为佳。有氧代谢活动有慢跑、中快速步行、体操、游泳、爬山、打太极拳等，而举重、柔道则为无氧代谢的静力运动。

（4）行为心理因素。为了解除心理上的烦恼和情绪上的不稳定，有些人用进食来作为情绪调节的途径，这也是引起饮食过量而导致肥胖的原因。如部分肥胖儿童因常受到排斥和嘲笑，自卑抑郁，不愿参加活动，这些行为心理异常又常以进食得到安慰。可见，肥胖导致心理、行为问题，而心理、行为问题又促进肥胖，两者相互促进，相互加强，形成恶性循环。

肥胖症的分类

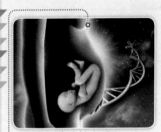

遗传性肥胖

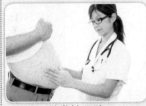

继发性肥胖

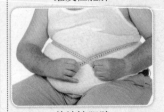

单纯性肥胖

（1）遗传性肥胖。主要指遗传物质染色体、DNA发生改变而导致的肥胖，这种肥胖极为罕见，常有家族性肥胖倾向。

（2）继发性肥胖。一般指因其他疾病导致的肥胖，如下丘脑－垂体感染、肿瘤、创伤、皮质醇增多症、甲状腺或性腺功能减退、胰岛素瘤、外伤致内分泌障碍等疾病，都可能导致肥胖。

（3）单纯性肥胖。主要是指排除由遗传性、代谢性疾病、外伤或其他疾病所致的继发性、病理性肥胖，而单纯因营养过剩所致的全身性脂肪过量积累。

单纯性肥胖脂肪分布，在女性以腹部、臀部及四肢为主，又称为臀部型肥胖（梨型肥胖）；男性以躯

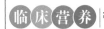

干部为主,主要分布在腹部的皮下以及腹腔内,四肢则相对较细,又称为腹部型肥胖(向心性肥胖、苹果型肥胖、内脏型肥胖,俗称将军肚)。

从儿童起就发生的肥胖,可以导致脂肪细胞数目增加,加之体积增大,称为增生性肥胖。成人以后发生的肥胖,主要是脂肪细胞体积的增大,构成了身体内的脂肪团。通常称为肥大性肥胖。因此,在孩童时期就已经肥胖的人与成年后才开始肥胖的人相比,日后减肥也更加困难。

肥胖的危害

肥胖的危害除了影响形体美、压抑心情以外,更多的是对人体健康的巨大威胁。每年肥胖症促成的直接或间接死亡人数已达30万。肥胖与艾滋病、吸毒、酗酒并列为世界性四大医学社会问题。

肥胖不是单一的疾病,它可以通过机体代谢的作用,引起全身多个系统的异常,如循环系统、消化系统、呼吸系统等,严重危害身体健康,成为多种疾病的"罪魁祸首"。大量研究表明,肥胖可以导致糖尿病、高血压、高脂血症、高尿酸血症、缺血性心脑疾病、癌症、胆石症、骨关节病、月经异常、妊娠和分娩异常等很多疾病,危害几乎遍及全身各脏器。肥胖还可能增加死亡的危险。而且随着体重指数(BMI)的上升这些危险呈上升趋势。

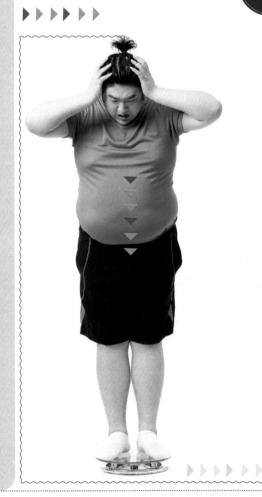

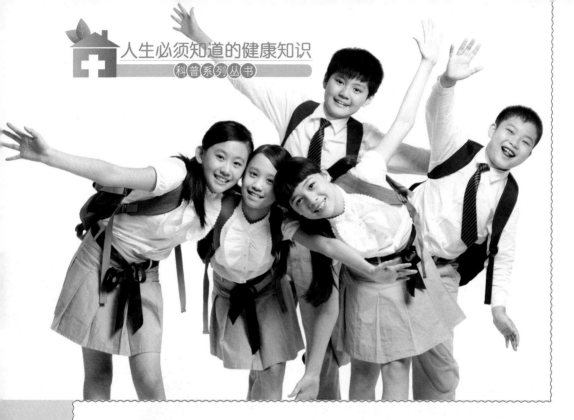

1.肥胖对儿童健康的危害

许多成人的肥胖其实始于童年。学龄前的肥胖儿童成长为成人肥胖的危险度是非肥胖儿童的20~26倍，学龄肥胖儿童成长为成人肥胖是非肥胖儿童的3.9~5.6倍。我国曾对北京市东城区30岁肥胖者，从小学生时期开始追踪观察10年，结果70%肥胖儿童10年后持续肥胖，故对肥胖防治应从儿童时即开始抓起。近年来，关注焦点是肥胖对儿童健康的影响。

（1）对心血管系统影响。肥胖可导致儿童血黏度增高，血总胆固醇、低密度脂蛋白、胆固醇等浓度均显著增加，血压明显增高。提示肥胖儿童有心血管疾病的潜在危险。

（2）对呼吸系统影响。肥胖儿童肺活量和每分钟通气量明显低于正常儿童，并且可以导致混合型肺功能障碍，运动能力明显低于正常儿童。

（3）对内分泌和免疫系统影响。肥胖可以影响儿童的内分泌，儿童生长激素和泌乳激素大都处于正常低值，甲状腺素分泌增多，肥胖男孩性激素分泌减少，而肥胖女孩雌激素代谢亢进,可发生高雌激素血症。肥胖会导致儿童免疫功能失调,细胞免疫功能低下。

(4)对智力和发育的影响。肥胖儿童能量摄入常超过标准,普遍存在着营养过剩。但常有钙和锌的摄入不足。肥胖对儿童的智力、心理行为也有不良影响。青少年中同龄人由于肥胖而导致体态臃肿、行动不便、容易被同龄人取笑和攻击,导致其脱离群体,产生自卑情绪,自我评价低、不合群,有更多的焦虑,幸福感和满足感差。致使性格内向甚至会引起自闭症。肥胖儿童反应速度低,阅读量、大脑工作能力指数等指标均值低于对照组。总之,肥胖症对儿童身心健康可带来许多不良影响,应高度重视。

2.肥胖对成人健康的危害

肥胖对成人健康的危害表现在很多方面。

(1)长寿的大敌。大量流行病学调查发现,肥胖与病死率有明显关系。随着肥胖程度的增加,肥胖者病死率也会随之增加。体重每超过正常人4.5千克,病死率就会增加8%。与正常体重者相比,超过标准体重50%者,病死率增加30%;超过标准体重100%者,病死率增加150%。美国癌症学会的资料表明,男性和女性病死率最低的情况,发生在相当于BMI为22~25。在此BMI范围之外,病死率均明显增加。BMI>30时,病死率增加更明显。当BMI接近40时,病死率达到最高峰。因此,"有钱难买老来瘦"的俗语是有一定道理的。

肥胖的同时,脂肪分布在身体的不同部位,对健康危害也有不同的影响。以腹部肥胖为主的上身性肥胖,患糖尿病和心血管病危险性增加,腹部脂肪增加也预示着妇女发生乳腺病的危险性增加,病死率也明显增加。以臀部和大腿肥胖为主的下身性肥胖,患上述疾病危险相对较低。

为什么会出现上述现象呢,原来腹部脂肪增多,表明腹腔内有代谢活性的脂肪细胞增加,可将其中的游离脂肪酸直接释放到门静脉循环,以致影响全身各种代谢过程,导致上述疾病的发生。

（2）导致心血管疾病增加。肥胖者周围动脉阻力增加，增加心脏负担，从而出现高血压、血黏稠度增高、总胆固醇增加、高脂血症、动脉粥样硬化、冠心病。肥胖沉着在心肌可以使心肌劳损，导致心脏扩大，出现心肌病，甚至出现充血性心力衰竭或者脑卒中。当肥胖控制后症状即可减轻，甚至恢复。目前心血管疾病已经成为全球范围第一致死原因，每年有1700万人因上述疾病死亡。

（3）肥胖者易患糖尿病等内分泌疾病。腹部脂肪增多和体重增加，可增加患糖尿病的危险性，常表现为对葡萄糖不耐受，对胰岛素有抵抗，出现有高胰岛素血症及糖耐量减低，进而出现糖尿病。糖尿病目前已经成为全球性的流行性疾病。WHO估计在未来10年中，由于糖尿病导致的死亡将增加50%。患糖尿病的危险性与正常者相比分别是轻度肥胖2倍、中度肥胖5倍、重度肥胖10倍。肥胖者血清氨基酸可以偏高，部分患者可以合并痛风和高尿酸血症。

（4）对肺功能的影响。超重10%的轻度肥胖常常没有肺部症状，超重20%以上中度肥胖及超重30%以上重度肥胖者，可以有换气受限综合征，缺氧和二氧化碳潴留，可以导致活动时气促，容易疲劳，所以患者怕动、嗜睡。由于咽部脂肪增多，可以导致呼吸道机械性堵塞，睡眠中出现阵发性呼吸暂停，打鼾，睡眠质量差。严重者可以发生肺动脉压增高、慢性肺心病等，当体重减轻后可恢复。

（5）导致胆囊炎和脂肪肝。有些研究还证明肥胖与胆囊疾病有关。肥胖妇女比正常体重妇女患胆囊疾病的危险性高6倍。其原因可能是因肥胖者胆固醇合成增多，导致胆汁排出胆固醇增加。而且还常常伴有食欲亢进、容易饥饿、便秘、腹胀及脂肪肝等。

（6）肥胖影响性功能。肥胖男性可以出现雄性激素分泌减弱，雌性激素分泌增强，而致性功能降低，乳房异常发育，严重者甚至可以出现阳痿等性功能异常。加之体重过重，自信心受打击等原因，可以造成性交困难。此外，精神因素也是肥胖造成性功能障碍的一个重要原因。因此，男子肥胖伴性功能障碍，要适当采取减肥措施，加强体育锻炼，戒除烟酒。增强自信心。经过综合治疗，症状会有明显好转。

（7）肥胖女性易患乳腺癌和子宫内膜癌。恶性肿瘤中有35%是因为不良的饮食

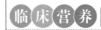

习惯引起的，由于摄取过多的高热量、高脂肪含量食物，产生过多的自由基，导致细胞癌变。对女性肥胖者来说主要会增加乳腺癌的发病率。美国科研人员对216名乳腺癌患者进行分析，结果发现：女性腰围与臀围之比大于0.7，乳腺癌相对危险性比正常人高出3倍；比值大于0.8，相对危险性比正常人高出6倍。这就是说，腰围增大比臀围增大更具有引起乳腺癌的危险性。同时，肥胖女性易患子宫内膜癌，其发病率比体重正常者高得多。肥胖者内分泌和代谢常发生异常。肥胖妇女通常表现为月经周期不规律，提前出现月经失调或闭经。

（8）肥胖对日常生活的影响。轻度肥胖对日常生活几乎不构成影响。中度以上肥胖者，会因为体态臃肿而变得懒怠，往往怕热、多汗、下肢易水肿、静脉曲张、皮肤皱褶处患皮炎等，行动迟缓、活动后心慌气短、易疲劳。

重度肥胖者由于体重增加使许多关节如脊椎、肩、肘、髋、足关节等磨损，出现关节疼痛，可能丧失生活自理能力和运动能力。由于肥胖而失去工作机会，可以导致家庭、经济、生活来源陷入困境。由于行动反应迟缓，也容易遭受各种外伤、车祸、骨折及扭伤等。周围人的冷嘲热讽，使许多人丧失生活信心，甚至引起心理扭曲，仇视甚至危害社会。

值得注意的是，在许多低收入到中等收入国家面临着疾病的"双重负担"：即在面临感染性疾病和营养不良挑战的同时，也正在经历诸如肥胖和超重等慢性疾病危险因素迅速增加的窘境，这种现象在城市尤为突出。营养不良和肥胖同时存在于一个国家、一个社区甚至于同一个家庭的现象并不少见。这种疾病双重负担常常表现为出生前或者婴幼儿期间处于营养不良状态，继而暴露于富含高脂高热量而微量营养素缺乏的食物以及缺乏体力活动的环境中，这是促使青春期或成年期肥胖和发生多种疾病的原因。

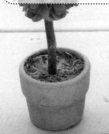
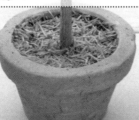
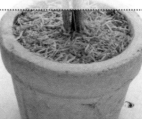

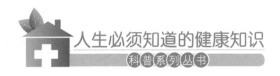
与肥胖相关的健康问题

代谢并发症	消化系统
糖尿病、胰岛素抵抗	胆囊疾病
脂代谢失常	非酒精性脂肪性肝病 (NAFLD) 或非酒
代谢综合征	精性脂肪性肝炎 (NASH)
痛风、高尿酸症	胃食管返流病疝

心脑血管疾病	尿失禁
高血压	生殖系统疾病
冠心病	月经失调、不育症、女性多毛症、多囊卵
充血性心力衰竭	巢综合征
脑卒中	流产
静脉血栓形成	妊娠糖尿病、子痫和先兆子痫
	巨大胎儿、新生儿窘迫综合征、畸胎
呼吸系统疾病	难产
哮喘	
低氧血症	其他疾病
睡眠呼吸暂停综合征	特发性颅内压增高
肥胖通气不足综合征 (OHS)	蛋白尿
	皮肤感染
肿瘤	淋巴水肿
食管癌、肠癌、结肠癌、直肠癌、肝癌、胆囊	麻醉并发症
癌、胰腺癌、肾癌、白血病、多发性骨髓癌、淋	牙周病
巴瘤	
女性：子宫内膜癌、宫颈癌、卵巢癌、绝经后	精神、心理障碍和社会适应能力降低
乳腺癌	自卑
男性：前列腺癌	焦虑和抑郁
	污名化 (Stigmatisation)
骨关节炎 (膝关节等负重关节)	就业、入学等受到歧视

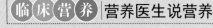

肥胖的非营养治疗

对于肥胖必须实施综合治疗,包括营养治疗、体力活动、认知行为干预、药物治疗以及手术治疗。其中,营养治疗、体力活动和认知行为治疗是肥胖管理的基础,也是贯穿始终的治疗措施,相当一部分患者通过这些措施可以达到治疗目标。但是在必要的时候或者特别严重的患者也可以考虑采取药物或者手术治疗手段,以达到减少和控制并发症的目的。

1. 肥胖综合管理和治疗的原则

肥胖的管理和治疗总体原则:①对肥胖的管理和治疗不应局限于减轻体重,还需要兼顾减少有关的健康风险并促进健康状况。这些目标可以通过适度减轻体重(减少原有体重的5%~10%)、营养干预和适当的体力活动等措施达到。②应兼顾肥胖并发症的管理,包括:血脂失常、2型糖尿病、高血压、呼吸系统疾病尤其是睡眠呼吸暂停综合征和骨关节炎的治疗以及相关精神-心理障碍的干预。③有效的肥胖管理能够减少对治疗肥胖伴发疾病药物的需要。④对于部分患者尤其是超重的患者,通过饮食和运动治疗防止进一步体重增加而不是减轻体重可能是合适的目标。⑤体重减轻的目标应该具备合理性、可操作性、个体化,并着眼于长期有效。⑥具体的目标包括:在6个月时间达到5%~15%的体重下降,可以达到而且有利于健康状态的恢复;严重肥胖(如BMI>35千克/平方米)可能需要更多的(20%或以上)体重减轻;维持体重减轻和防治伴发疾病是肥胖治疗成功的两个关键。

2. 认知和行为干预

认知行为治疗(cognitive behavioural therapies, CBT)的目的在于改变患者对于肥胖和体重控制的观点和知识,建立信念;同时鼓励患者采取有效减轻并维持体重的行为措施。CBT通常包括若干方面:自我管理(如饮食日记),控制进餐过程,强化认知的技巧等。

3. 体力活动

体力活动能够增加能量消耗和减少脂肪,并能够减少腹内脂肪,增加瘦组织

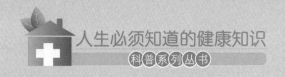

(包括肌肉和骨组织)的量;降低血压,改善糖耐量和胰岛素敏感性,改善脂代谢;增强体质;改善对自我健康的满意度,减少自卑感;减轻焦虑和抑郁状态。

体力活动应当本着循序渐进和安全第一的原则,每天进行30~60分钟中等强度的体力活动。对体力活动强度的区分,可以用心率作为指标,进行中等强度体力活动量时的心率为100~120次/分钟,低强度活动时则为80~100次/分钟。

一般多考虑采用增加体力活动量和控制饮食相结合的方法,其中50%应该由增加体力活动的能量消耗来解决,其他50%可由减少饮食总能量来达到。对体力活动量的安排应根据其体能、年龄和兴趣等因素进行,可以某一项活动为主,再配合其他一些活动以达到需要消耗的能量。

各种运动和体力活动30分钟的能量消耗表

运动项目	活动30分钟的能量消耗(千卡)
静坐、看电视、看书、聊天、写字、玩牌	30~40
轻家务活动:编织、缝纫、清洗餐桌、清扫房间、跟孩子玩(坐位)	40~70
散步(速度1600米/小时)、跳舞(慢速)、体操、骑车(速度8.5千米/小时)、跟孩子玩(站立位)	100
步行上学或上班、乒乓球、游泳(速度20米/分钟)、骑车(速度10千米/小时)、快步(速度1000~1200米/10分钟)	120
羽毛球、排球(中等)、太极拳、跟孩子玩(走、跑)	175
擦地板、快速跳舞、网球(中等强度)、骑车(15千米/小时)	150
网球、爬山(50坡度)、一般慢跑、羽毛球比赛、滑冰(中等)	180
一般跑步、跳绳(中速)、仰卧起坐、游泳、骑车(速度19~22千米/小时)	200
山地骑车	200~250
上楼、游泳(速度50米/分钟),骑车(速度22~26千米/小时),跑步(速度160米/分钟)	300

长期低强度体力活动如散步、骑自行车等很容易坚持，与高强度体育活动同样有效，常是肥胖患者首选的运动疗法，关键是贵在坚持。从减肥效率而言，最好是每天都运动。如果做不到每天，那就争取每周5次。如果还做不到，那最少也要保证3次。开始时一定要循序渐进，量力而行，最好先做5~10分钟的热身运动，如转动关节，高抬腿，慢跑等；中间的运动强度稍微大些，等到快要结束的时，再次进行放松活动，不要立刻停下来，做一些强度小的拉伸运动，调整呼吸，让心跳渐渐慢下来。

4. 精神—心理支持

精神–心理支持对于肥胖的成功治疗是十分重要的。这种支持既包括在整体管理措施中对患者进行一般性的心理疏导和支持，也包括对相关的精神疾病如焦虑、抑郁等的针对性治疗。必要时应请专科医师进行治疗。

5. 肥胖的药物治疗

（1）药物治疗的指征：多数肥胖症患者通过控制饮食量、减少脂肪摄入，增加体力活动，可使体重减轻。但仍有相当一部分患者由于种种原因体重仍然不能减低，或者伴发疾病尤其是增加体力活动可能加重原有疾病的患者，可考虑用药物辅助减重。

药物治疗有助于患者增加对行为治疗的顺应性，改善肥胖导致的并发症并提高生活质量，同时也有助于预防相关并发症（如糖尿病）的进展。欧洲成人肥胖治疗指南建议

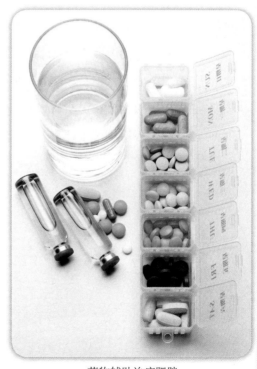

药物辅助治疗肥胖

对于BMI>30千克/平方米或者BMI>27千克/平方米同时伴有肥胖相关疾病（如高血压、2型糖尿病）者进行药物治疗。英国NICE指南则推荐对于BMI>30千克/平方米或者BMI>28千克/平方米同时伴有肥胖相关疾病（如高血压、2型糖尿病）者进行药物治疗。国内建议采取药物治疗的有：食欲旺盛，餐前饥饿难忍，每餐进食量较多；合并高血糖、高血压、血脂异常和脂肪肝；合并负重关节疼痛；肥胖引起呼吸困难或有阻塞性睡眠呼吸暂停综合征；BMI≥24千克/平方米有上述并发症情况，或BMI≥28千克/平方米不论是否有并发症，经过3~6个月的单纯控制饮食和增加活动量处理仍不能减重5%，甚至体重仍有上升趋势者，可考虑用药物辅助治疗。值得指出的是，只有在采取了充分的饮食、运动和行为治疗的前提下才考虑药物治疗。

（2）不适宜用药物减重的情况：儿童；孕妇和乳母；原有对该类药物有不良反应者；正在服用其他选择性血清素再摄取制剂者；用于美容的目的。

（3）药物治疗的选择：目前在全球范围内正式获准临床应用的抗肥胖药物仅余下两个去甲肾上腺素能药物盐酸芬特明（phentermine hydrochloride）和盐酸安非拉酮（diethylpropion hydrochloride）及一个脂酶抑制剂奥利司他（orlistat/xenical，Alli）共3个药物（见下表）。

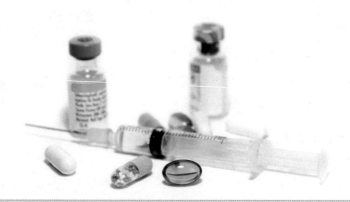

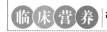

目前允许临床使用的减肥药物的比较表

药品名称	作用机制	用法	疗 效（减轻体重%）	不良反应	注意事项
芬特明	拟交感神经药	15、30或37.5毫克/天	4	口干、失眠、头昏、轻度血压升高和（或）心率增快	需检测血压；可能导致肺动脉高压；妊娠C类药物
安非拉酮	拟交感神经药	25毫克×3次/天	3	口干、失眠、头昏、轻度血压升高和（或）心率增快	用药中需检测血压；妊娠B类
奥利司他	肠道胰脂肪酶抑制剂	120毫克×3次/天	3	大便稀软；脂性腹泻	对含脂肪较高的膳食效果较好但可能增加不良反应；不良反应随时间可减轻；妊娠B类药物

肠道胰脂肪酶抑制剂通过与脂肪形成无活性中间体脂基–酶络合物，对胃肠道的脂肪酶如胃脂肪酶、胰脂肪酶、羧酸脂酶的活性产生可逆性抑制，使膳食脂肪吸收减少33%，未吸收的TG和胆固醇随大便排出，从而达到减重的目的。

盐酸芬特明和盐酸安非拉酮都属去甲肾上腺素能再摄取抑制剂，能刺激交感神经系统释放去甲肾上腺素（涉及调控食欲的神经递质之一）和多巴胺，并抑制这两种神经递质的再摄取而抑制食欲和诱导饱腹感。

中医传统疗法。这是我国传统医学在治疗肥胖中所表现出的独到之处，除中草药以外，还有针刺疗法、耳穴贴压法、艾灸疗法、指针减肥法、推拿按摩法等。此类方法对治疗单纯性肥胖症有一定疗效。

6. 肥胖的手术治疗

对于重度肥胖患者而言，手术治疗是维持长期体重稳定、改善伴发疾病和生活质量的有效手段。欧美指南认为对于年龄在18~60岁的患者，如果BMI＞40.0千克/平方米或者BMI在35.0~39.9千克/平方米，但是伴有某些通过手术减轻体重可以改善的伴发疾病（包括2型糖尿病或其他代谢紊乱、心肺疾病、严重关节疾病和肥胖相

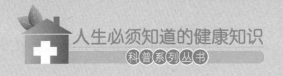

关的严重精神障碍），均应考虑手术治疗。

中国肥胖病外科治疗指南（2007）建议以外科治疗肥胖病的关键——由单纯脂肪过剩引起的伴发病（代谢紊乱综合征）为选择患者的手术适应证，有以下①～③之一者，同时具备④～⑦情况的，可考虑行外科手术治疗：①确认出现与单纯脂肪过剩相关的代谢失常综合征，如2型糖尿病、心血管疾病、脂肪肝、脂代谢失常、睡眠呼吸暂停综合征等，且预测减重可以有效治疗；②腰围：男性≥90厘米，女性≥80厘米；血脂失常：TG≥1.70毫摩尔／升和（或）HDL-C男性＜0.9毫摩尔／升、女性＜1.0毫摩尔／升；③连续5年以上稳定或稳定增加的体重，BMI≥32千克/平方米（应指患者正常情况下有确认记录的体重及当时的身高所计算的系数，而如怀孕后2年内等特殊情况不应作为挑选依据）；④年龄16～65岁。65岁以上者，由于肥胖相关的并发症顽固且复杂，应根据术前各项检查权衡手术利弊，再决定手术与否。16岁以下青少年患者要综合考虑肥胖程度、肥胖对学习和生活的影响，以及是否有家族遗传性肥胖病史、本人意愿。⑤经非手术治疗疗效不佳或不能耐受者；⑥无酒精或药物依赖性，无严重的精神障碍、智力障碍；⑦患者了解减肥手术方式，理解和接受手术潜在的并发症风险；理解术后生活方式、饮食习惯改变对术后恢复的重要性并有承受能力，能积极配合术后随访。

减重手术按照原理可分为减少吸收型手术和限制摄入型手术。前者包括胆胰旷置术、小肠绕道术、十二指肠转位术和回肠转位术等。后者包括垂直绑带式胃减容术、袖状胃切除术、胃球囊术和可调节胃绑带术（adjustable gastric banding，AGB）等。此外还有兼具减少吸收手术和限制摄入的混合型手术如胃分流术及Roux-en-Y胃旁路手术（Roux-en-Y gastric by pass operation，RYGBP）。目前施行的减重手术大多采用腹腔镜手术。因为严重肥胖的患者往往合并多种其他疾病，特别是心肺功能的异常，所以要充分认识手术的风险。手术治疗后需要终生随访。

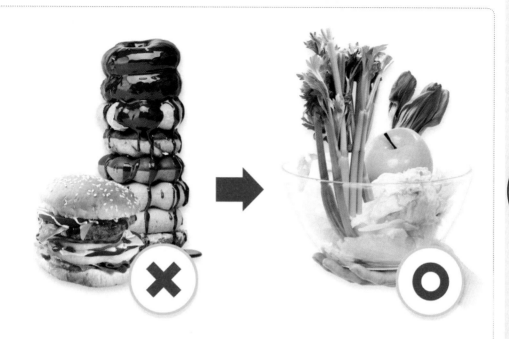

肥胖的营养治疗

　　控制能量摄入和增加能量消耗，是肥胖基础治疗缺一不可的两大支柱，是取得疗效和巩固疗效的保证。如只增加体力活动而不控制饮食，其所增加的能量消耗就极易从饮食摄入上获得补偿，也就难达到减肥目的。反之，如不增加体力活动而只是控制饮食能量，患者则将不可避免：①长期忍受十分严重的饥饿感及其他心理负担；②会发生组织蛋白较多丢失，有损于健康；③原已较低基础代谢率将会变得更低，以致对体质带来有害影响，难以坚持下去从而以失败告终。因此，肥胖治疗必须坚持足够时间，持之以恒地改变原有生活、饮食习惯，长期地控制能量的摄入和增加能量消耗，彻底纠正其能量代谢入超。

　　1.治疗原则

　　减少食品和饮料中能量的摄入；减少总摄食量；避免餐间零食；避免睡前进餐；避免暴饮暴食；能量限制应该考虑到个体化原则，兼顾营养需求、体力活动强

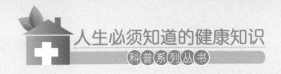
度、伴发疾病以及原有饮食习惯。在平衡膳食中，蛋白质、碳水化合物和脂肪提供的能量比，应分别占总能量的15%~20%、60%~65%和25%。采用饮食日记有助于对每天的食物进行定量估计，同时也有助于促进患者对健康饮食的认知和行为管理。饮食建议应该强调健康的饮食习惯，增加谷物和富含纤维素食物以及蔬菜、水果的摄取，使用低脂食品，减少高脂食物的摄取。保证机体蛋白质及其他各种营养素需要，维持机体摄入能量与消耗间的负平衡状态，并持续相当时间，使体重逐渐下降，接近标准体重，达到减轻体重的目的。

2.营养治疗

(1)限制总能量。能量限制要逐渐降低、避免骤然降至最低安全水平以下。成年的轻度肥胖者，按每月减轻体重0.5~1.0千克为宜，即每天减少0.53~1.05兆焦耳（125~250千卡）能量来确定每天3餐的标准。而成年中度以上肥胖者，每周减体重0.5~1.0千克，每天减少能量为2.31~4.62兆焦耳（552~1104千卡），应从严控制。每人每天饮食中应尽量供给能量4.20兆焦耳（1000千卡，这是可以较长时间坚持的最低安全水平。一个较为简便的方法是在习惯饮食的基础上减少15%~30%的能量摄取，这对于体重稳定的患者是合适的；或者每天减少能量摄入600千卡，这样有可能达到每周减轻体重0.5千克。

食物中所含能量
白饭 1碗 （140克） 180卡
白馒头（1个） 280卡
煎饼100克 333卡
阳春面 392卡
方便面 1包 100克 470卡
油条1条230卡
全麦面包1片70卡

▼ 全脂牛奶1杯200克120卡

▼ 脱脂牛奶250毫升90卡

▼ 鸡蛋1个（白煮，58克）86卡

▼ 香肠100克508卡

▼ 羊肉（熟）100克215卡

猪肉（肥）100克816卡

鸡腿一只69克181卡

芹菜100克20卡

白菜100克40卡

西瓜100克25卡

苹果100克54卡

香蕉100克84卡

薯片 绿色大罐 1072卡

巧克力1块100克约 550卡

西瓜子（炒）100克 555卡

牛奶太妃糖 100克 366卡

圣代冰淇淋 1个 250卡

蛋塔 1个95克 255卡

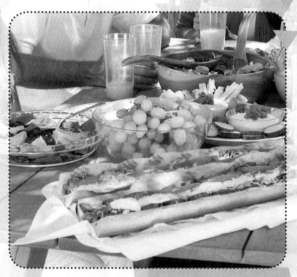

肥胖的
营养治疗

（2）适量蛋白质。蛋白质可以提高机体代谢率，有利于减轻体重。但肥胖的原因就是摄入能量过多，而过多的能量无论来自何种能源物质，都可以导致肥胖，食品蛋白质当然也不例外。同时，蛋白质过多的摄入还会导致肝肾功能损害，所以低能量饮食中，蛋白质供给不宜过高。蛋白质提供能量以占总能量15%~20%为宜。按标准体重计算，蛋白质不少于1克~1.5克/千克体重，全天可适当增加至100克/天左右。并选用高生物价蛋白，如牛奶、鱼、鸡、鸡蛋清、瘦肉等。

（3）限制脂肪。由于减肥的核心是减少饮食中的能量，而由于脂肪产能系数高，1克能量产能是等量蛋白质和碳水化合物的2倍，所以减肥饮食必须严格限制脂肪的摄入，尤其需限制动物脂肪，多用植物油。肥胖者进食富含饱和脂肪酸的脂肪，会导致乳糜微粒、甘油三酯和胆固醇的合成增加，促使体脂大量存储，从而加重肥胖，并且容易出现脂肪肝、冠心病等并发症。为使饮食含能量较低而又耐饿性较强，对肥胖者饮食脂肪应控制在总能量25%~30%。

烹调用油应选用含不饱和脂肪酸高的植物油，有利于降低血胆固醇和预防动脉粥样硬化，如豆油、玉米油、芝麻油、花生油、米糠油、菜籽油等，忌用动物脂肪如猪油、牛油、肥肉等。

（4）限制碳水化合物。因为碳水化合物在体内很容易转变为脂肪，尤其是摄入单糖或双糖后，更容易以脂肪的形式沉积，所以每天碳水化合物的摄入量不宜过多。但碳水化合物是机体供能的良好来源，效率高，而且供能过程简单，不会产生过多的杂质和副产品，还有防止出现酮症和负氮平衡的作用，所以低能量饮食中碳水化合物必须给予充足。碳水化合物比值仍按正常或稍高于正常给予，以控制在占总能量55%~60%为宜。

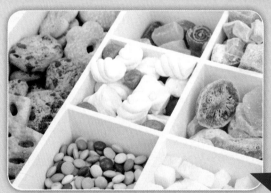

限制零食和糖果和糕点，含简单糖多的干果、水果、蔗糖、麦芽糖、果糖、蜜饯及甜点心等，应尽量少吃或不吃。

膳食纤维能量低，而且可以增加饱腹感，可以多吃。饮食中适量增加麦麸制成的麸皮面包、海藻、果胶、麦麸以及魔芋等，可以降低血脂及减少糖的吸收，通利大便，减少钠及水的潴留，起到减肥作用。每人每天膳食纤维供给量不低于24克为宜。

（5）限制食盐和嘌呤。食盐能导致口渴和刺激食欲，因此多食不利于肥胖症治疗。食盐每天用量在3~6克/天为宜，可以减少心脏负担，减少肥胖者常伴有的水钠潴留，对合并有冠心病、高血压者更适合，并可使食欲适当下降。

嘌呤可增进食欲和加重肝肾代谢负担，故含高嘌呤动物内脏应加以限制，如动物肝、脑、心、肾等。

（6）烹调方法及餐次。为了减少能量的过多摄入，宜采用拌、蒸、煮、烧、氽等烹调方法，忌用油煎、炸的方法，煎炸食品含脂肪较多，并刺激食欲，不利于治疗。进食餐次应少量多餐，但也要因人而异，通常为每天3~5餐。

（7）其他。必须按正常标准保证饮食有足够维生素和矿物质，多进食蔬菜。蔬菜中含有丰富维生素，且能量低，并有饱腹感，必要时可以先吃些蔬菜，再开始进食正餐。

减肥者要戒酒，因为每1毫升纯酒精可产热29.3千焦（7千卡）左右能量，而且饮酒的同时，容易使整个就餐时间延长并使食量增加，必须严加控制。100毫升常见酒类酒精含量为：北京二锅头65%、加饭酒18%、鲜啤酒3.1%~3.5%、红葡萄酒14.4%、白葡萄酒12%、苹果酒15%、白兰地40%。

食品应多样化，切忌偏食。只要含能量低，来源分配得当，营养平衡，任何普通饮食都可成为良好的减肥饮食。

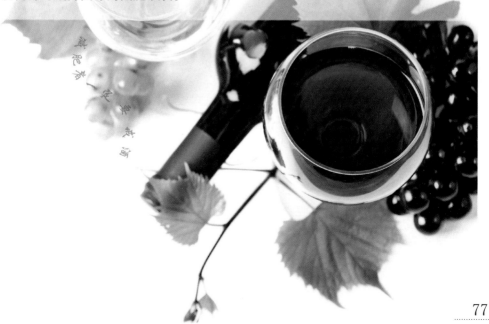

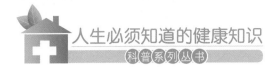
营养治疗的误区

(1)过度节食。每天摄入能量过少,倡导饥饿疗法,或者不吃主食。人体每天必须摄入足够的能量才能维持正常的生活和工作,过度节食会导致营养不良甚至诱发疾病,如营养不良、贫血、免疫力下降、精力不集中、记忆力变差、心慌、精神恍惚,严重者导致厌食症甚至危及生命。

(2)不敢喝水。有人认为喝水会增加体重,实际上,水不是产生脂肪的物质,不会引起肥胖,而饮水不足将导致体内代谢废物无法及时排出体外,不利于健康。

(3)只节食,不运动。这样只是减少能量的摄入,但没有增加消耗,减肥效果会大打折扣,而且肌肉看上去不会匀称健美。运动后,不但身体消耗热量的能力提高,而且会提高新陈代谢的速度。

(4)减肥短期见效。举例说明:1千克脂肪组织产热8000千卡,如果每人每天只吃1000千卡热量的食物,日常活动消耗2000千卡的话,即每天负1000千卡,也需要8天才能减去1千克的脂肪组织。如果体重降低过快,丢失的是水分而不是脂肪组织。所以,健康的减肥计划必须建立在长期基础上,有节奏地、缓慢地减肥才不会反弹。

(5)不吃肉或主食可以瘦得更快。以蔬菜水果作为主食时,容易感到饥饿,会以其他食物或零食代替,结果导致越减越肥。进食蛋白质不足,还可能导致营养不良,出现低蛋白血症、贫血、维生素缺乏症等一系列疾病。只有在控制总热量的基础上做到均衡饮食,机体才能在保持最佳健康状况的情况下,达到减肥的目的。

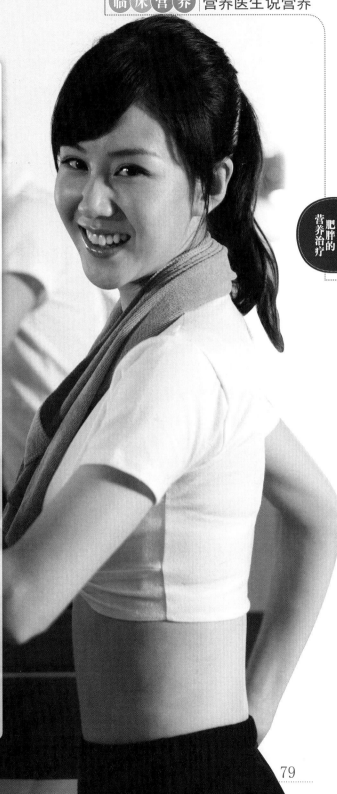

（6）低脂食品不用限量。很多食品标签上写着"不含脂肪"，但并不表示它不含糖分和过多的热量。恰恰相反，那些低脂蛋糕、甜点由于缺少脂肪，味道往往不好，为了弥补这个缺陷，食品中会添加大量糖分，或者较多的添加剂和盐，这些多余的糖会转变成脂肪，为你本来想减肥的身体"添砖加瓦"。

（7）运动越剧烈，减肥效果越好。运动可以促进能量的消耗，但必须合理、适量，循序渐进，持之以恒，因人而异，才能使体重科学地减轻。可选比较好的有氧运动，如快走、慢跑、骑单车、跳绳、做操、跳舞、健美操、乒乓球、羽毛球、爬山、划船等。没有节制的过度运动减肥会有严重的后遗症，如脱水、食欲缺乏、肌肉痉挛、骨折等运动性损伤，严重的会发生猝死。

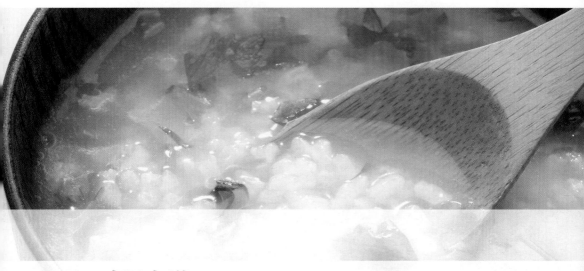

减肥食谱

1.白菜肉丝粥

原料：瘦猪肉50克、大白菜150克、粳米80克。

做法：猪肉和大白菜洗净切成丝，粳米蒸成饭；锅内加入花生油10毫升，放入葱、蒜爆香后放入肉丝炒熟，再加入白菜丝，炒至菜半熟程度，加入米饭和水适量烧沸，再改用文火慢煮40分钟，再加入盐调味即成，作为主食食用。

功效：清热解渴、通利胃肠、宽胸解烦。

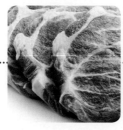
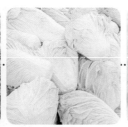
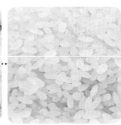

2.海带草决明汤

原料：海带50克、草决明15克。

做法：水煎煮，喝汤吃海带。每天1顿，可以常吃。

功用：祛脂降压。用于肥胖伴高血压者。

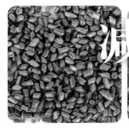
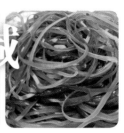

3.荷叶山楂汤

原料：山楂35克、香蕉2个、新鲜荷叶半张、冰糖30克。

制法：先将山楂洗净，切片；香蕉去皮，切3厘米长的段；荷叶洗干净；冰糖打碎成屑。再将冰糖、山楂、荷叶放入炖锅内，加入香蕉、清水适量，用中火煮25分钟即成。

功效：荷叶是中医常用的消脂药材。

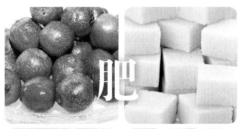
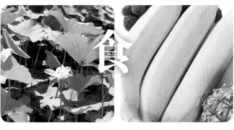

4.虾仁土豆饺

原料：土豆500克、虾仁50克、面粉500克。

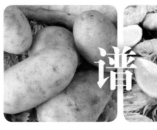
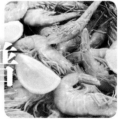

制法：将土豆去皮洗净后剁成细馅料，加盐、香油调匀；虾仁剁成肉糜，加葱、姜切成末调拌均匀，然后和土豆馅调在一起，面粉用温水调好，掐成80个坯子；将面坯擀成薄片，包上馅心做成水饺，煮熟即可食用。

功效：宽肠养肌，减肥。尤其适用于儿童减肥食用。

5.山药薏米鸭

原料：薏米20克、山药30克、净鸭肉100克。

制法：将鸭肉放入沸水锅中洗去血水，切成长方块；姜洗净、切碎，葱白洗净切段；薏米掏净，浸透；山药洗净、切片；炒锅内放入10毫升植物油烧至七成熟，放葱、姜煸出香味，下薏米、山药片煮1小时，再下鸭肉、盐、胡椒粉、料酒和高汤，转至砂锅内继续烧至烂熟为止。

功效：滋阴清热，补肾健脾。适用于婴幼儿秋季减肥食用。

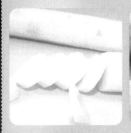 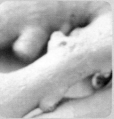 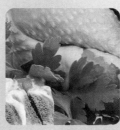 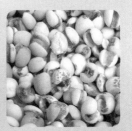

市面常见的减肥项目及其后遗症

（1）针灸减肥。运用针灸刺激相应穴位，疏通经络，通过内部调理达到减肥目的。

后遗症：

- 针灸减肥施针属于侵入性医疗手段，存在危险性；

- 针消毒不彻底，会传播皮肤病以及其他传染性疾病；

- 针灸减肥必须配合生活起居方面的调整，如果不注意饮食容易反弹；

- 针刺可能出现意外，引起心、肺、肝等内脏损伤。

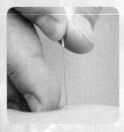 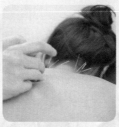 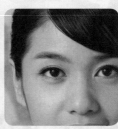 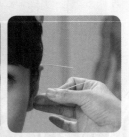

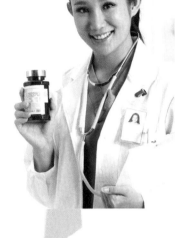

（2）减肥药。通过药物作用，控制摄食神经中枢，抑制食欲。也有的减肥药含有泻药或利尿剂。

后遗症：

- 损伤肾脏；

- 胃肠功能失常，引起胃酸、胃胀气；

- 对未成年人可以影响发育；

- 厌食症；

- 记忆力减退、幻觉，严重者危及生命。

（3）吸脂减肥。抽脂手术是在手术部位切洞，将抽脂管伸入脂肪层，利用抽脂机的负压把脂肪吸出。这种过程首先要破坏脂肪细胞，也容易破坏其他皮下组织，手术时较容易出血，危险性高。

后遗症：

- 术后疼痛；

- 皮肤有凹凸不平，出现橘皮现象；

- 低血压、头晕、恶心、颤抖；

- 可能发烧并发感染；

- 皮下淤血，血肿、水肿；

- 出血性休克、脂肪栓塞，甚至造成死亡。

（本章编者：刘庆春、李 丽）

肥胖的营养治疗

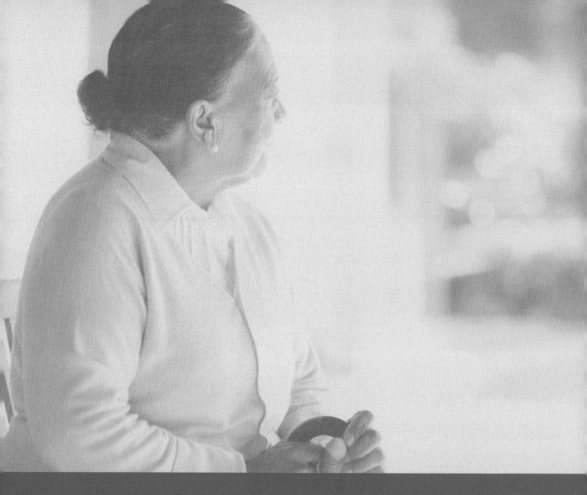

XIN NAO XUEGUAN JIBING DE YINGYANG ZHILIAO

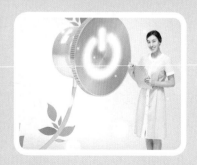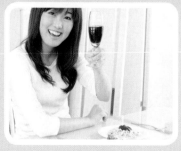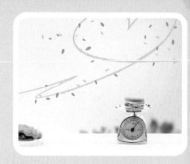

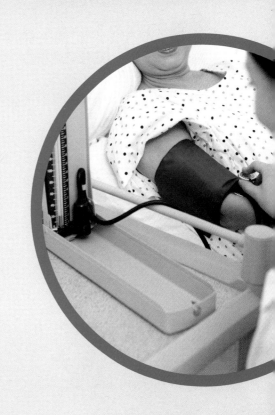

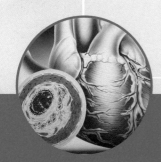

心脑血管疾病的营养治疗

王大妈
怎么会突发胸痛呢

　　王大妈退休在家，每天帮着儿子带孩子，虽然不算特别累，过得也是蛮充实的。一天，大妈又"例行公事"带着孩子到楼下的小花园，碰到老邻居就热情地聊了起来。聊着聊着，突然发觉孙子不见了！王大妈这下可急坏了，大声呼唤孙子的乳名，四处张望找到可能去的各个角落。十几分钟过去了，孩子仍然没有出现，她心里这个紧张啊！"孙子如果出什么意外，我也不要活了！"顿时，头晕、胸痛、心慌、头重脚轻……王大妈一头摔倒在地。

　　邻居发现了，紧急送到附近的医院进行急救，好在病情逐渐平稳了。医生检查发现血压180/110毫米汞柱，经过问诊和一系列检查，初步诊断为心绞痛。并告诉她：这是冠心病的一种，要规律服用降压药，每天测血压。早上空腹到医院查血脂和血糖，看看有没有其他异常。体重要减一减，饮食要注意别过咸过腻。

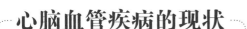
心脑血管疾病的现状

　　心脑血管疾病是一种严重威胁人类健康，特别是50岁以上中老年人的常见病，具有发病率高、致残率高、病死率高、复发率高、并发症多——这种"四高一多"的特点。即使应用目前最先进、完善的治疗手段，仍然有50%以上的脑血管意外幸存者生活不能自理，全世界每年死于心脑血管疾病的人数高达1500万人！

　　目前，我国心脑血管疾病患者已经超过2.7亿人，每年死于心脑血管疾病近300万人，占我国每年总死亡病因的51%，而幸存下来的患者75%不同程度丧失劳动能力，40%重残。

心脑血管疾病
的营养治疗

什么是
心脑血管疾病

　　所谓心脑血管疾病就是心脏血管和脑血管的疾病的统称。心血管疾病又称为循环系统疾病。循环系统指机体内运送血液的器官和组织，主要包括心脏、血管。最常见的心血管疾病有高血压、高脂血和冠心病。脑血管疾病是发生在脑部血管，因颅内血液循环障碍而造成脑组织损害的一组疾病。我们生活中所讲的脑血管意外、脑卒中都属于脑血管疾病。

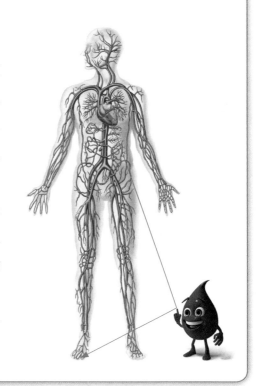

什么是冠心病，有哪些类型

1.定义

冠状动脉粥样硬化性心脏病指冠状动脉粥样硬化使血管腔狭窄或阻塞，或（和）因冠状动脉功能性改变（如痉挛）导致心肌缺血缺氧或坏死而引起的心脏病，简称冠心病，也称作缺血性心脏病。

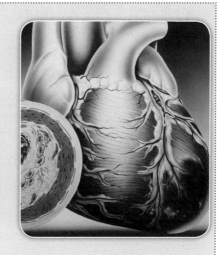

2.分类

（1）心绞痛型：表现为胸骨后的压榨感、闷胀感，伴随明显的焦虑，持续3~5分钟，常发散到左侧臂部、肩部、下颌、咽喉部、背部，也可放射到右臂。有时可累及这些部位而不影响胸骨后区。用力、情绪激动、受寒、饱餐等增加心肌耗氧情况下发作的称为劳力性心绞痛，休息和含化硝酸甘油可以缓解。

王大妈是在情绪激动情况下才发病的，所以属于劳力性心绞痛。

（2）心肌梗死型：梗死发生前1周左右常有前驱的症状，如静息和轻微体力活动时发作的心绞痛，伴有明显的不适和疲惫。梗死时表现为持续性剧烈压迫感、闷塞感，甚至刀割样疼痛，位于胸骨后，常波及整个前胸，以左侧为重。部分患者可延左臂内侧向下放射，引起左侧腕部、手掌和手指麻刺感，部分患者可放射至上肢、肩部、颈部、下颌，以左侧为主。

（3）无症状性心肌缺血型：很多患者有广泛的冠状动脉阻塞却没有感到过心绞痛，甚至有些患者在心肌梗死时也没感到心绞痛。部分患者常规体检时发现心肌梗死后才被发现；或者由于心电图有缺血表现，发生了心律失常才发现。

（4）心力衰竭和心律失常型：部分患者原有心绞痛发作，以后由于病变广

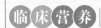

泛,心肌广泛纤维化,心绞痛逐渐减少到消失,却出现心力衰竭的表现,如气紧、水肿、乏力等,有各种心律失常,表现为心慌。还有部分患者从来没有心绞痛,而直接表现为心力衰竭和心律失常。

(5)猝死型:指由于冠心病引起的不可预测的突然死亡,在急性症状出现以后6小时内发生心脏骤停所致。主要是由于缺血造成心肌细胞电生理活动异常,而发生严重心律失常。

为什么会得冠心病

冠心病的病因至今还没有完全研究清楚。从生活习惯、身体、疾病等方面来说,冠心病的病因包括以下一些。

(1)年龄与性别:40岁后冠心病发病率升高。女性绝经期前发病率低于男性,绝经期后与男性相等。

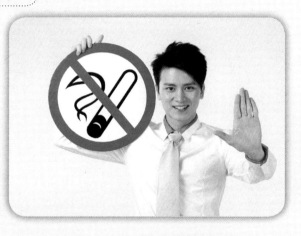

(2)高脂血症:除年龄外,脂质代谢失常是冠心病最重要的预测因素。

(3)高血压:高血压与冠状动脉粥样硬化的形成和发展关系密切。

(4)吸烟:吸烟是冠心病的重要危险因素。

(5)糖尿病:冠心病是未成年糖尿病患者首要的死因,冠心病占糖尿病患者所有死亡原因和住院率的近80%。

(6)肥胖症:已明确为冠心病的首要危险因素,可以增加冠心病病死率。

(7)久坐生活方式:不爱运动的人冠心病的发生和死亡危险性将翻1倍。

另外,遗传、饮酒、环境等因素也是冠心病的病因。

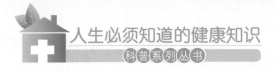
高血压的诊断、分类和分级

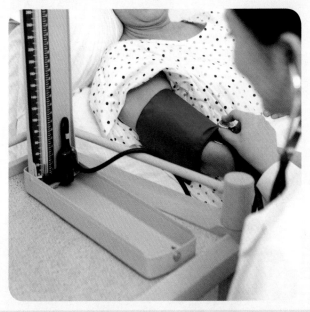

高血压的定义是，收缩压≥18.7千帕（140毫米汞柱）和（或）舒张压≥12.0千帕（90毫米汞柱）。高血压分为原发性和继发性两种。原发性高血压是以血压升高为主要临床表现的综合征，病因很多，可分为遗传和环境因素两个方面；继发性高血压是指由某些确定的疾病或病因引起的血压升高，约占所有高血压的5%。

高血压的分类				
分类标准	收缩压（毫米汞柱）		舒张压（毫米汞柱）
单纯收缩期高血压	≥140	且	<90
亚组：临界收缩期高血压	140～149	且	<90
亚组：临界高血压	140～149	或	90～94

高血压的分级			
分级标准	收缩压（毫米汞柱）		舒张压（毫米汞柱）
1级（轻度）	140～159	或	90～99
2级（中度）	160～179	或	100～109
3级（重度）	≥180	或	≥110

注：适用于成年人。数据应在非药物状态下非同日多次重复测定的平均值。

王大妈接下来1周内测血压多数情况均超过24.0/14.7千帕（180/110毫米汞柱），所以应属3级，也就是重度高血压。

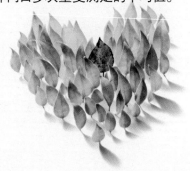

高血脂的诊断和分类

由于脂肪代谢或转运异常使血浆中一种或几种脂质高于正常称为高脂血症，表现为高胆固醇血症、高甘油三酯血症或两者兼有。可分为两类：①原发性，属于遗传性脂代谢失常疾病；②继发性，常见于控制不良的糖尿病、饮酒、甲状腺功能减退症、肾病综合征、透析、肾移植、胆道阻塞、口服避孕药等。

国内一般以成年人空腹总胆固醇（TC）<5.2毫摩尔/升为理想水平；5.23~5.69毫摩尔/升为临界；≥5.72毫摩尔/升为过高。血浆甘油三酯（TG）<1.7毫摩尔/升为理想；>1.7毫摩尔/升为升高。血清低密度脂蛋白胆固醇（LDL–C）<3.12毫摩尔/升为合适范围，3.15~3.61毫摩尔/升为边缘升高，>3.64毫摩尔/升为升高。血清高密度脂蛋白胆固醇（HDL–C）>1.04毫摩尔/升为合适范围，<0.91毫摩尔/升为降低。

这是王大妈的化验单，总胆固醇和甘油三酯明显增高。

王大妈的化验单

项目	测定值（毫摩尔／升）	参考范围（毫摩尔／升）
总胆固醇（CHOL）	7.10	3.10~5.95
甘油三酯（TG）	5.13	<1.71
高密度脂蛋白（HDL）	1.30	0.83~1.96
低密度脂蛋白（LDL）	2.25	2.07~3.10

高血压、高血脂和冠心病三者之间的关系

高血脂会导致高血压，长期血压升高又可以促进动脉粥样硬化的形成，尤其是冠状动脉硬化的发展。这是由于血压长期维持在较高的水平上，加重了心脏负荷及其他因素共同作用所致。早期发生代偿性左心室肥厚，随着病情发展心脏继续扩张，最后可能发生心力衰竭及严重心律失常。

高血脂是脑卒中、冠心病、心肌梗死、猝死的危险因素，也是促进高血压、糖

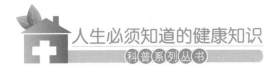

尿病的一个重要危险因素。此外，高血脂还可以导致脂肪肝、肝硬化、胆石症、胰腺炎、眼底出血、失明、周围血管疾病、跛行、高尿酸血症。所以必须高度重视高血脂的危害，积极地预防和治疗。

冠状动脉在长期硬化的情况下，可以出现因为血管狭窄导致的慢性心肌缺血，或者由于血管的痉挛或血管内的斑块破裂，诱发管腔内形成血栓，导致管腔的突然狭窄加重或闭塞，出现急性供血不足，有心绞痛和心肌梗死两种类型。冠心病的危害除了可以发生心绞痛和心肌梗死以外，还可以因为心肌缺血导致各种心律失常、心脏扩大和心力衰竭。最严重的心律失常是心室颤动，临床上表现为猝死。

脑卒中是怎么回事

脑卒中（Stroke）是中风的学名，又叫脑血管意外，是指因各种诱发因素引起脑内动脉狭窄、闭塞或破裂，而造成人急性脑血液循环障碍。脑卒中分为缺血性脑卒中和出血性脑卒中。

有很多因素可以导致脑卒中。超过60%的脑卒中患者有高血压病史，因此，通过降压药、低盐饮食等将血压逐渐降至18.7/12.0千帕（140/90毫米汞柱）以下可起到预防作用。脑卒中急性期的降压治疗应谨慎。血压降得过快，有可能加重脑组织

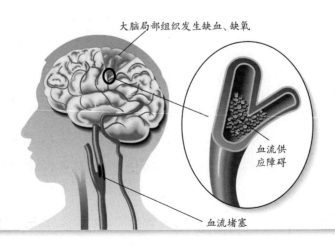

大脑局部组织发生缺血、缺氧

血流供应障碍

血流堵塞

缺血、缺氧，不利于病情恢复，甚至引起更为严重的后果。其他如糖尿病、心脏疾病、血脂代谢失常、肥胖、酗酒等也可以引发脑卒中。吸烟也可以增加脑卒中的风险。因为烟中含有大量的烟碱和尼古丁，可以提高血浆纤维蛋白原的含量，促使红细胞凝集，使血液变黏稠，加速动脉粥样硬化的形成，进而引起脑血管痉挛和血压升高，增加脑卒中的发病率。了解脑卒中的危险因素，并给予一定的干预和治疗，可以预防和减少脑卒中的发生，减少致残率和病死率。

营养与心脑血管疾病

1.脂类与心血管疾病

（1）脂肪：膳食中脂肪总摄入量与心血管病发病率和病死率呈明显正相关。脂肪摄入较高地区人群的血脂、动脉粥样硬化症发病率和病死率都较高；反之，则较低。膳食脂肪主要促进胆固醇的吸收，因而使血胆固醇浓度增高。膳食脂肪的"质"比量对心血管发病率影响更加重要。吃鱼多的日本人和吃橄榄油较多的地中海沿岸居民冠心病发病率并不高，这是因为多不饱和脂肪酸可降低血胆固醇水平。

（2）胆固醇：膳食胆固醇的摄入量与动脉粥样硬化发病率呈正相关。但膳食胆固醇含量对血胆固醇水平的影响小于膳食脂肪的作用，其原因可能是由于肠道对胆固醇的吸收量比较低。再有，膳食胆固醇对内源性胆固醇的合成有"反馈"作用，膳食胆固醇摄入较多时，则抑制内源性胆固醇的合成。

2.糖类与心血管疾病

进食过多的高糖类饮食，可以促进血中甘油三酯上升。吃高纤维膳食的人群血浆胆固醇含量较低，这是因为膳食纤维表面带有很多活性基团，可吸附胆固醇和胆汁酸类有机分子，从而抑制了对它们的吸收。

3.维生素与心血管病

动脉粥样硬化发生的主要原因之一是低密度脂蛋白（LDL）与自由基的氧化

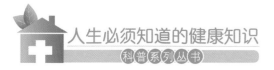

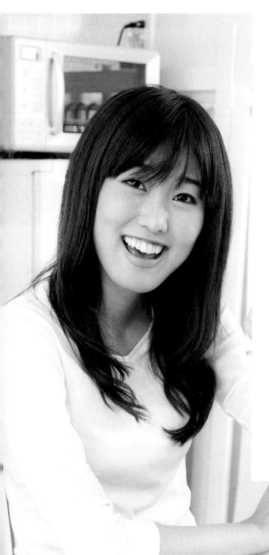

反应，因此，阻止低密度脂蛋白的氧化，可以预防动脉粥样硬化。维生素C和维生素E是抗氧化剂，可以阻止有害的氧化反应。

4.矿物质与心血管疾病

大量研究显示，高热量低镁膳食容易引起动脉粥样硬化，镁缺乏引起冠状动脉凝血和动脉粥样硬化。铬可以减少不良的低密度脂蛋白并增加良性的高密度脂蛋白。此外，镉、锰亦与此病有关。

5.酒与心血管疾病

每天大量饮酒可以引起脂肪肝和甘油三酯血症，患高血压的危险性也明显性增加。同时大量长期饮酒还会引起心律失常和心脏扩大。

心脑血管疾病的饮食治疗原则

应尽量选择低热量、低胆固醇、低脂肪、低糖类、高纤维的健康饮食。

（1）控制总能量。达到或维持理想体重。

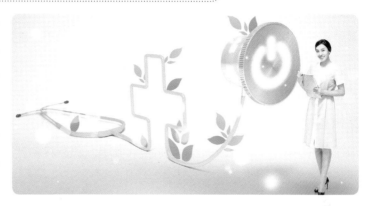

（2）低脂饮食。脂肪占总热量的25%以内，减少油类摄入。适当限制胆固醇，每日摄取低于300毫克，合并高胆固醇血症者低于200毫克，每日蛋黄不能超过1个，避免食用过多的动物脂肪及含胆固醇较高的动物内脏。富含饱和脂肪酸的猪油、牛油、奶油、黄油等少用，最好不用。可用植物油代替动物油，花生、核桃、芝麻、瓜子中含脂肪也相当多，尽量不吃或少吃。

（3）饮食宜清淡。低盐，每日盐应在5克以下，尤其是合并高血压的患者更为重要。可以随季节活动量适当增减食盐。夏季出汗较多，户外活动多，可适当增加盐的摄入量。冬季出汗少，活动量相应减少，应控制盐的摄入。咸菜、豆酱、香肠、腌肉等最好不吃或少吃。

（4）采用复合碳水化合物，限制单糖和双糖的摄入，粗细粮搭配。主食一般以米、面为主，粗杂粮，如燕麦、麦片、玉米面等，因其含有较多的无机盐、维生素，又富含膳食纤维。膳食纤维具有减低血糖作用，对控制血糖有利。

（5）适当增加蛋白质。多选用鱼类、酸奶、鸡蛋清和大豆制品，摄入优质蛋白的同时增加不饱和脂肪酸，降低胆固醇。

（6）补充维生素、膳食纤维和矿物质。这些对降血脂有益。每天吃新鲜蔬菜和水果，适当食入香菇、蘑菇等菌类及紫菜、海带等藻类，以加强血管的弹性、韧性和防止

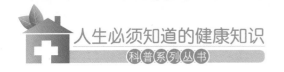

出血,微量元素碘可减少胆固醇和钙盐在血管壁的沉积,阻碍动脉粥样硬化病变的形成(海产品含碘丰富);镁可提高心肌兴奋性,有利于抑制心律失常(镁在绿叶菜中含量较多)。要多进食粗粮及粗纤维食物,防止大便秘结对心脏产生不良影响。

(7)一些有降脂作用的食物可以作为辅助治疗的手段。降脂的食物有鲜蘑菇、黄花鱼、韭菜、芹菜、茄子、黑木耳、核桃仁以及一些菌藻类和豆类食品。有益于降压的食物黄芪、芹菜、当归、山楂、益母草、香菇因富含生物类黄酮,所以能改善全身血流状态,增强心肌收缩能力,也能降低血压 。尤其是长期饮用不上火的苦荞茶,对于降低高血脂、高血压有很好的食疗作用。

(8)定时定量、少量多餐、一日四餐为宜。

(9)戒除烟酒。

低钠饮食注意事项

体内钠离子过多会造成水分聚积、循环负荷过大、高血压等问题,因此,要控制食物中钠的摄取,而人体所需的钠主要来自食盐,因此限钠饮食主要是限制食盐。

(1)不能食用腌制、熏制的食品:如榨菜、酸菜、泡菜、火腿、香肠、熏鸡、肉松、鱼干、皮蛋、咸蛋、过咸卤味等。

(2)少食加工食品:如米线、鸡丝面、速食面、苏打饼干、蜜饯等。

(3)少食罐头与调味酱:如酱瓜、肉酱、豆腐乳、沙茶酱、豆瓣酱、番茄酱、胡椒盐、辣椒酱。

(4)在外进餐:可以用热开水漂洗一下,以去除多余的盐分,不添加调味料,不喝咸汤。

(5)调味小技巧:咸为百味之主,所以必须食用低盐饮食时会让人非常难以接受。此时可以运用一些调味小技巧,让饮食更加可口,如烹调时可利用白糖、酒、葱、姜、蒜,增加食物的风味。

常见食物的胆固醇含量

常见食物的胆固醇含量表

食物名称	每100克食物中含量（毫克）	食物名称	每100克食物中含量（毫克）	食物名称	每100克食物中含量（毫克）
五谷类	0	豆制品	0	蔬菜类	0
海 参	0	酸 奶	15	鲜牛奶	15
田鸡（青蛙）	40	火 腿	45	火腿肠	57
羊肉（瘦）	60	牛奶粉	71	小黄鱼	74
蛇 肉	80	香 肠	82	鲤 鱼	84
猪 油	93	鸭 肉	94	鸽 肉	99
牛 肚	104	鸡 肉	106	青 鱼	108
鸡 翅	113	鲜 贝	116	羊 肚	124
泥 鳅	136	猪大肠	137	羊肉（肥）	148
猪 舌	158	猪 肚	165	对 虾	165
蟹黄（鲜）	466	鹌鹑蛋	515	鸡 蛋	585
鸡 肝	676	鹅 蛋	704	鱿鱼（干）	871
鸭蛋黄	1576	鹅蛋黄	1696	羊 脑	2004
植物油	0	水果类	0		
海蜇皮	16	脱脂奶粉	0		
牛肉（瘦）	58	兔 肉	59		
带 鱼	76	酱牛肉	76		
酱羊肉	92	猪耳朵	92		
鲢 鱼	99	甲 鱼	101		
猪肉（肥）	148	花 鲢	112		
黄 鳝	126	鲫 鱼	130		
羊大肠	150	猪 心	151		
蚌 肉	239	河 蟹	267		
松花蛋	602	鸭 蛋	647		
鲳鱼子	1070	鸡蛋黄	1510		
牛脑	2447	猪 脑	2571		

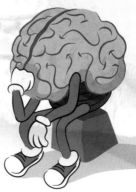

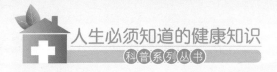

减少脂肪摄入的小窍门

（1）不用油煎或油炸的方法烹调食物；多用炖、煮、汆、拌、卤等少油的方法烹调食物。

（2）用其他调味品代替油脂，既能品尝到好滋味，又有益于健康。

（3）做汤或砂锅炖菜时，如果放肉的话，肉不可过油，应直接放到锅中。

（4）选择瘦肉；吃烤肉时将油脂滴完再吃。

（5）吃鸭肉和鸡肉时，要去除外皮和脂肪。

（6）不吃动物油，少吃奶油类食物；尽量吃低脂或者脱脂的奶制品；尽量不吃黄油。

（7）少吃方便面。

（8）少吃坚果类食物。

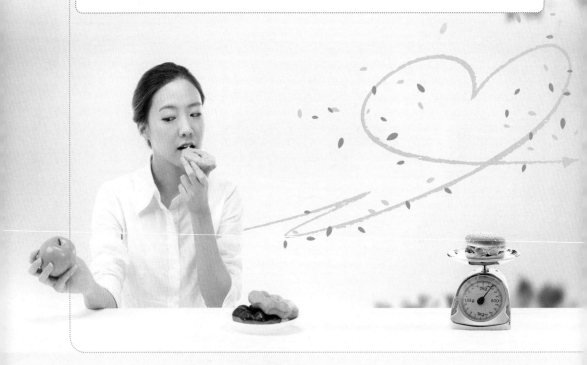

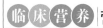

看得见的脂肪和看不见的脂肪

（1）看得见的脂肪：是指从视觉上就知道含脂肪多的食物，包括：动物脂肪、豆油、花生油、芝麻油、橄榄油及鸡皮等动物外皮等。

（2）看不见的脂肪：是指从视觉上不知道含脂肪多少的食物。这些看不见的脂肪往往是人们容易过量摄入的，很容易造成肥胖，包括：肉类、动物内脏、蛋、奶制品、豆制品、大豆、芝麻、花生、核桃等。

几种常见食物的脂肪含量

食　物	每100克食物中含量（毫克）	食　物	每100克食物中含量（毫克）
黄　油	98.8	肥猪肉	90.4
松子仁	70.6	核　桃	58.8
芝麻酱	52.7	葵花籽	49.9
炸土豆片	48.4	花生仁	44.3
香　肠	40.7	巧克力	40.1

高血脂患者一日食谱

早餐：脱脂牛奶250毫升，玉米发糕100克，凉拌莴笋丝100克。

午餐：米饭150克，焖豆腐（鸡肉粒30克、虾皮5克、香菇25克、豆腐100克），炒土豆丝100克。

晚餐：米饭150克，蒜蓉菜心150克，清蒸鱼块100克，西红柿蛋汤1碗（约250毫升）。

另：水果1个（约200克），全日烹调油用量不超过15克，食盐用量不超过7克。

上述食谱能提供约1800千卡的热量，适合于理想体重在60~65千克、从事轻体力劳动（如办公室文员）的血脂异常患者。

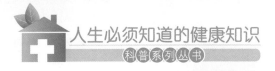
血脂异常患者的饮食

1.麦冬玉竹粥

配方：取麦冬、玉竹各10克，五味子3克，粳米30克。

制法：先将中药加水煎煮2次，每次沸后再煎20分钟，滤取药汁，再在药汁中加入粳米共同煮粥。每天早晚食用。7~10天为1疗程。

功效：滋阴补肾。

适宜：适用于因肝肾阴虚引起的血脂异常者。

2.一味燕麦粥

功效：补益脾胃，调脂减肥，润肠通便。

适宜：适用于伴有糖尿病的血脂异常者。

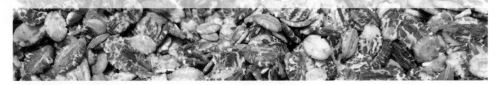

3.绿豆海带汤

主料：海带（洗干净，泡好）、绿豆（用温水泡）。

辅料：大枣、银耳（用温开水发开）、姜片、枸杞、冰糖。

制法：

（1）把200克鲜海带洗净切成细丝，用开水烫一下，捞出，控净水。

（2）30克大米、60克绿豆、6克陈皮分别洗净。

（3）砂锅内倒入清水1000毫升，加入大米、绿豆、海带、陈皮，用旺火烧开。

（4）改用慢火煮至绿豆开花，放入冰糖即可食用。如果不喜欢喝甜汤，也可以换成少量盐。

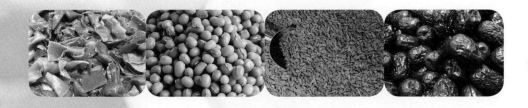

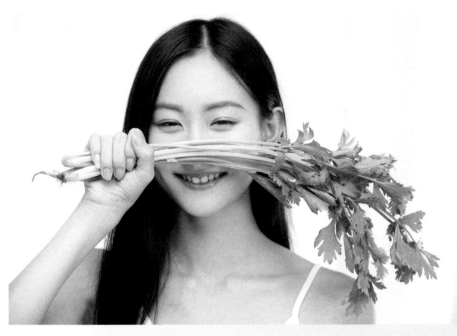

4.五味降压汤

主料：紫菜（干） 20克、芹菜60克、番茄100克、荸荠100克、洋葱60克。

调料：盐2克、味精1克、胡椒粉1克。

制法：

（1）将紫菜浸软去沙；芹菜切段；西红柿切片；荸荠去皮切成小块；洋葱切丝留用；

（2）用适量清水，材料一起放进锅内，煮滚后调味即可。

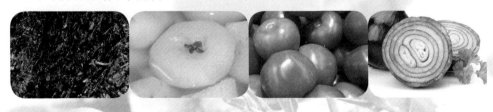

（本章编者：张志娟、王 习）

GUZHI SHUSONG DE YINGYANG LIAOFA

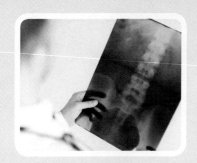
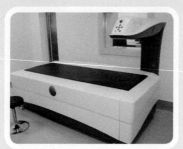
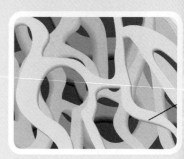

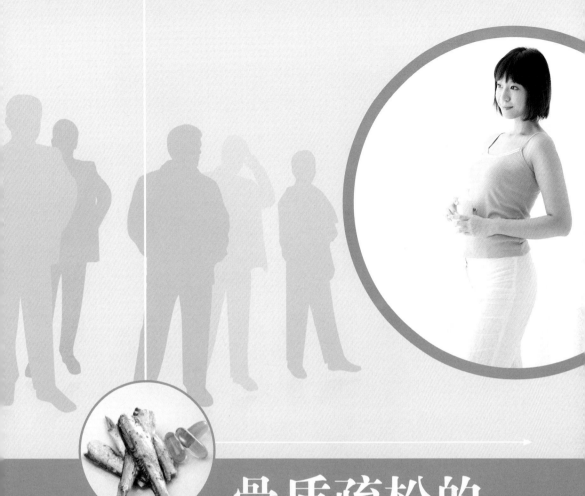

骨质疏松的
营养疗法

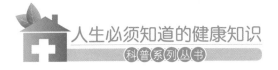
晨练中的意外

张阿姨,原来在一家事业单位办公室上班,现在退休了。上班时忙里忙外,一直都顾不上锻炼。退休以后,开始和朋友们一起练习太极拳、跳广场舞,忙得不亦乐乎。

一个刚下过小雪的初冬早晨,路上铺着薄薄的一层冰。王阿姨又准时来到楼下,开始了晨练,正起劲时,脚下一滑,摔了个"屁蹲"。腰疼!钻心的疼!朋友将她扶回家休息。仗着自己身体好,她以为休息几天就好了。可是第二天,疼痛加重,坐也不是,躺也不是。第三天,疼痛依旧。第四天、第五天、第六天……一周过去了,疼痛没有多少好转。女儿实在看不下去了,苦口婆心劝母亲去了附近的医院。

X线片检查显示:第4腰椎压缩性骨折。骨科大夫仔细询问病史,考虑她从不喝

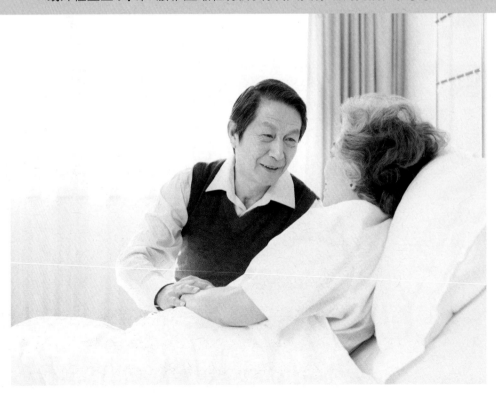

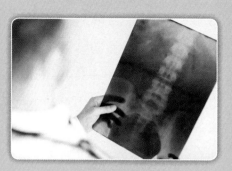

X线片检查

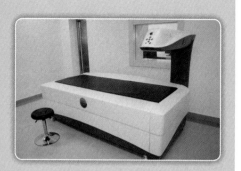

双能X线骨密度仪

牛奶,以前工作以坐着为主,尤其她这个年龄,怀疑会是骨质疏松。后来又做了骨密度的检查,结果T值为-3。大夫告诉她:"T正常值参考范围在-1~+1;当T值低于-2.5时为骨质疏松。所以现在可以确诊了。"

什么是骨质疏松

　　骨质疏松是一组由多种原因引起的全身性、代谢性骨骼疾病,以低骨量及骨组织微结构退变为主要特征、伴有骨的脆性增加、容易发生骨折。骨组织可以有正常的钙化,所以钙盐与基质有着正常比例,但是单位体积内骨组织量减少。在多数骨质疏松中,骨组织的减少主要是由于骨质吸收的增多所引起,发病大多缓慢,个别较快,以骨骼疼痛、易于骨折为特征。

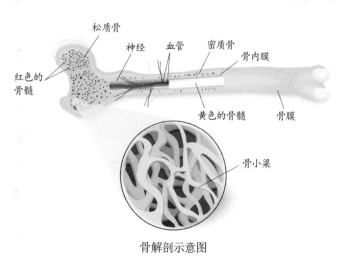

松质骨　神经　血管　密质骨　骨内膜　红色的骨髓　黄色的骨髓　骨膜　骨小梁

骨解剖示意图

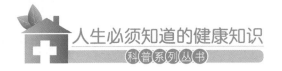

骨质疏松的现状

骨质疏松的发生率非常高,全球范围内现有2亿多骨质疏松患者,其中亚洲地区是骨质疏松高发地区。随着我国人口急速老龄化,骨质疏松发病率更是呈快速上升趋势。在中国,目前50岁以上的人群中有大约7000万人患有骨质疏松症,每年有68万人因此发生髋部骨折。随着骨质疏松发病率愈发上升的趋势,预计到2050年因骨质疏松骨折的患者将增加到2.21亿,那时全世界一半以上的骨质疏松性骨折将发生在亚洲,绝大部分会在我国。

骨质疏松发病率上升给社会带来了沉重的经济负担,并引发了严重的社会问题。由此可见,提高公众对骨质疏松的重视以及开展科普知识宣传教育,是遏制骨质疏松发病率上升的关键。

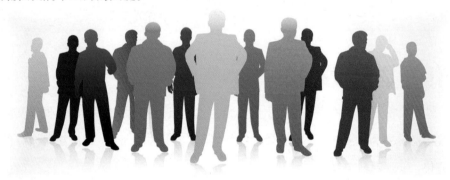

人为什么会得骨质疏松病

骨质疏松发生的原因很多,与维生素D缺乏、钙摄取量过低、年老时骨丢失等都有关系,也受遗传基因、营养状况、运动负荷及激素调控等因素的影响。

(1)遗传因素:骨密度与骨代谢的调节明显受遗传因素影响,多个基因与骨密度有关。骨骼生长发育达到峰值阶段,遗传起着主动作用。但其后,随着年龄增加,骨量丢失的速率、骨质疏松的发生受环境因素的影响逐渐加大,而遗传因素的影响逐渐减弱,两者呈相互消长的关系。

（2）运动和负荷：体育运动通过两种方式增加骨的负荷，局部重力的直接作用及肌肉收缩的间接作用都可以影响细胞功能，对成骨细胞的活性产生重要的刺激。长期卧床和骨折后局部石膏固定都能引起骨量丢失和废用性骨质疏松。

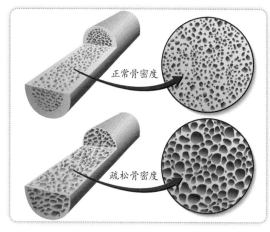

正常骨密度

疏松骨密度

运动和饮食对人体骨矿含量的影响是相当大的。实际观测证明运动员桡骨及脊柱的骨矿含量明显高于对照组。摄入钙相同的情况下，从事体力劳动的人比不活动的人可保持较高的骨骼健康状态。骨专家的研究表明高钙饮食的妇女其平均桡骨骨矿含量高于低钙饮食的妇女，活动量大而高钙饮食的妇女可保持较好的骨骼指数。所以注意饮食调整，多吃含钙量多的食物，适度体力劳动或运动，可以减少骨矿含量丢失和骨折的危险性。

（3）营养因素：与钙、维生素D、维生素K和蛋白质等的缺乏有关。

（4）激素调控：甲状旁腺激素可升高血液中钙的浓度；降钙素有降低血钙浓度的作用；雌激素能维持成骨细胞的正常功能及减弱破骨细胞的活性。

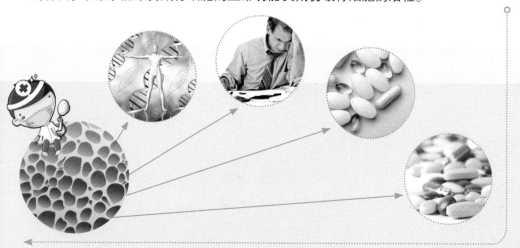

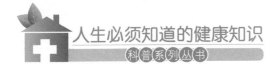

骨质疏松有什么危害

（1）骨质疏松性骨折是骨质疏松最严重的后果，常见的部位有椎体、髋部和前臂，其中以髋部骨折最为严重。

（2）生活不能自理，生活质量下降。

（3）病死率高，可以死于肺炎、肺栓塞等并发症。

（4）医疗费用高和社会支持需要增加。

（5）身高变矮，驼背畸形，影响形象。

什么是骨矿物质

骨矿物质约占成年人骨干重的65%，其中钙占37%~40%，碳酸盐占2%~8%。此外，骨矿物质中还有少量钠、钾、镁、柠檬酸盐等。骨矿物质主要以羟基磷灰石结晶和无定形磷酸钙形式存在。人体骨矿物质含量与骨骼强度和内环境的稳定密切相关，因而是评价人类健康状况的重要指标。

在生理状态下，人体骨骼中骨矿物质含量随年龄不同而异。婴儿至青春期骨矿物质含量随年龄增长而增加，并且没有明显的性别差异。30~40岁时达到最高峰值。以后骨矿物质含量随年龄的增长逐渐下降，女性下降幅度较男性大。

骨矿物质检测主要是通过对人体骨矿物质含量进行测定，获得骨矿物质（主要是钙）的准确含量，以判断和研究骨骼生理、衰老程度以及诊断全身各种疾病。

矿物质在人体内发挥什么作用

（1）钙：钙是机体组成中含量最多的无机元素，是维持人体神经、肌肉、骨骼系统、细胞膜和毛细血管通透性等正常功能所必需的。

（2）镁：镁可以使很多酶系统活化，也是氧化磷酸化、体温调节、肌肉收缩和神经兴奋所必需的辅助因子。进食多样化的正常人一般不会缺乏，但镁的需要量与蛋白、钙、磷的摄入量是平衡的。

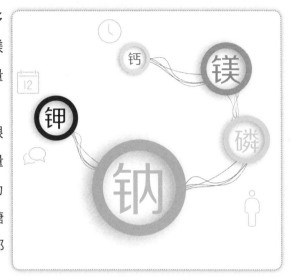

（3）磷：B族维生素的利用，很多都需要磷。骨和牙齿中磷的含量几乎与钙相等，它还是体液中极为重要的缓冲物。在脂类、蛋白、糖类和能量转移有关的各种酶中，都含有磷。

（4）钾：细胞内外钾和钠的浓度差可调节细胞兴奋性、神经冲动传导以及体液平衡和容量。

（5）钠：钠有助于保持液体平衡和容量。

骨质疏松的营养疗法

骨密度有哪些检测方法

骨密度是骨质量的一个重要标志，反映骨质疏松程度，预测骨折危险性的重要依据。

主要有以下几种方法：

（1）单光子吸收测定法（SPA）：利用骨组织对放射物质的吸收与骨矿含量成正比的原理，测定人体四肢骨的骨矿含量，不能测定髋骨及中轴骨（脊椎骨）的骨密度。该方法在我国应用较多。

（2）双能X线吸收测定法（DEXA）：该仪器可测量全身任何部位的骨矿含量，精确度高，对人体危害较小，检测一个部位的放射剂量相当于拍摄一张胸片辐射量的1/30。

（3）定量CT（QCT）：能精确地选择特定部位的骨骼测量骨矿密度，分别评估皮质骨的海绵质骨的骨矿密度。但受试者接受X射线量较大。

（4）超声波测定法：其优点在于无辐射和诊断骨折较敏感。该法操作简便、安全无害、价格便宜，所用的仪器为超声骨密度仪。在我国广泛使用。

骨质增生与骨质疏松不是"冤家"

骨质增生与骨质疏松是中老年人常见的健康问题，都是骨与关节衰老的一种表现。前者是骨质的增生，后者一般原因是缺钙，那么两者是什么关系呢？

骨质增生症俗称骨刺，是骨组织和软组织的一种退行性变化，由钙在骨以外的组织中异常沉积所致。它的形成是由于人体的骨与关节，特别是负重大、活动多的膝和脊柱等部位，经过长年累月的磨损，关节软骨失去了正常的光滑性而变得粗糙，同时关节周围的关节囊、韧带、肌腱也因劳损而出血。机体要对这种慢性磨损进行修复，其修复的方式就是增生即生成骨刺。因此，骨质增生症常发生在身体负重较大或运动过多的关节的骨边缘。

在长期临床实践中观察到一种看似矛盾的现象：骨质增生患者常伴有骨质疏松。骨质疏松常由缺钙引起，但患者血钙反而会增高，这是什么原因呢？缺钙，使甲状腺功能代偿，动员骨钙释放出来，使骨钙缺少，而血钙、细胞内钙和组织间钙增加。由于血钙增加，使降钙素功能增加，促进成骨活动及新骨形成，在骨骼某些部位形成骨质增生。所以说，骨质增生症完全可以与骨质疏松同时存在，它们两个并不是"冤家"。

绝经后的女性为什么易患骨质疏松

女性在绝经后可能会出现各种症状，也就是通常说的更年期综合征，其中一种常见症状就是骨质疏松。原因是绝经期后，女性体内的雌激素水平下降，其促进钙

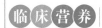

吸收和骨骼生成的作用降低,骨量丢失,进而影响骨骼的健康。预防骨质疏松的方法有:①加强锻炼,多参与户外活动。②注意饮食,围绝经期女性饮食上要注意进食鱼松、全脂牛奶、黄豆等含钙丰富的食物,定时定量。③因口服激素类药物,可提高妇女乳腺癌、宫颈癌等癌症患病率,故不提倡此种方法。

预防骨质疏松症的三大要素是什么

(1)运动是提高峰值骨量、减少骨质疏松症发生的关键。尽量选择柔和的运动,如走路、跳舞、打太极拳等,而不适宜做过于剧烈和难度较大的运动,生活中也要尽量注意避免摔跤、负重等。游泳对骨质疏松几乎没有效果。

(2)经常进行户外活动,保持适量的阳光照射(日光浴)是促进体内无活性维生素D转化成具有高度活性维生素的重要步骤,也是增加机体对钙的吸收和预防骨质疏松症的重要因素。

(3)饮食中保证充足的钙摄入量,是预防和治疗骨质疏松症的重要环节。要牢牢记住低钙可以引起骨质疏松症的发生,饮食中增加钙和蛋白质的摄入,有助于延续骨的衰老。

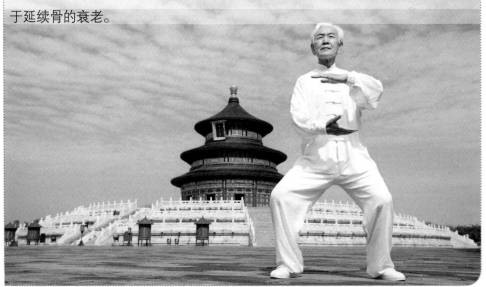

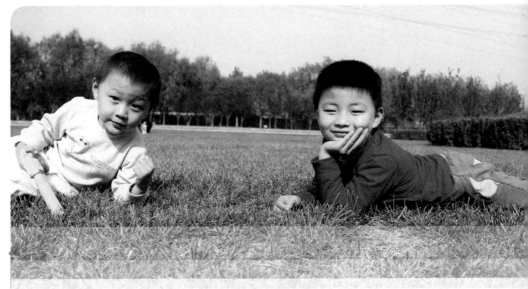

预防骨质疏松要从娃娃抓起

尽管骨质疏松症是一种老年病，但这只是说发病期处于人的中老年阶段，它的病因从儿童时期就已经潜伏了，所以预防骨质疏松症应从儿童时期开始。

一生中任何时期的营养不良、缺乏体育锻炼，都会增加患骨质疏松症的危险性。儿童期和青春期是骨发育的关键阶段，大约在20岁以前能获得峰值骨密度90%以上的骨量，30岁骨量达最高值，称之为"骨峰值"。而获得最佳、最理想的峰值骨量并防止骨矿物质的丢失，无疑是抗击骨质疏松侵袭的关键所在。

虽然骨峰值70%~80%受制于遗传因素，但还有20%~30%取决于环境因素。在环境因素方面，合理膳食、加强体育锻炼，均有利于骨矿物质的储存，建立起骨峰值。因此，从儿童期开始就应进食含钙高的食物，如奶制品、豆制品、虾皮、鱼类、蘑菇、木耳、绿叶蔬菜及适量蛋白质。同时注意接收足够的阳光照射并适当补充维生素D，以促进钙的吸收。

另外，在青少年时期，应注意培养健康的生活习惯，不吸烟、不饮酒，多参加体育锻炼及户外活动，争取从儿童期开始，打下骨骼健康的良好基础。

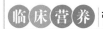

饮食和骨质疏松的关系

（1）钙摄入不足：钙的缺乏是产生骨质疏松的重要原因。

（2）蛋白质摄入过多：蛋白质大量摄入时可使尿钙排泄量增加，而经尿丢失过多的钙与骨矿含量减少和髋骨骨折率升高有关。

（3）酸性食物的影响：酸性食物会增加钙的流失导致骨质疏松，肉类等高蛋白质食物、高脂肪类食物、精制的谷类和淀粉类食物即属于酸性食物。

（4）蔗糖、盐、酒精及咖啡的影响：过多摄入这类食品，会增加体内钙从尿液或粪便中排出。

（5）含磷食物摄入过多：体内磷过多会影响维生素D在肾内转化，活性维生素D减少，钙的吸收减少，影响钙磷平衡。同时磷可促进甲状旁腺素分泌，引起骨质丢失增加。因此，日常对可乐、浓茶等饮料要少饮。

骨质疏松的营养疗法

饮食治疗的原则

（1）供给充足的蛋白质：蛋白质是组成骨基质的原料，可增加钙的吸收和储存，对防止和延缓骨质疏松有利。如牛奶、肉类、蛋类、大豆等，都含有丰富的蛋白质，可适当多摄入，成年人每天蛋白质摄入约80克为好。维生素C对胶原合成有利，故老年人应有充足的蛋白质与维生素C摄入。

（2）补充钙质：膳食中应给予充足的钙，正常成年人每日应给予800毫克，老年人应给予1000毫克。膳食中的钙与蛋白质结合后，才能充分被机体利用，所以提倡膳食中补钙。膳食补钙最好的方式是饮用牛奶，每100克牛奶约含钙100毫克。除牛奶外，还可从其他含钙丰富的食品中补充，如虾皮、贝壳类、大豆制品、木耳及黄、绿、红色蔬菜等。此外，如骨质疏松严重，并且膳食无法补充足量，也可以适当补充钙剂。但要注意用量，超量钙质可对健康造成损伤，一定要在医生的指导下服用。

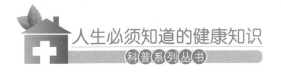
（3）注意烹调方法：烹调方法可以影响到钙的吸收和利用。一些蔬菜如菠菜、苋菜等，含有较多的草酸，影响钙的吸收。如果将这些菜在沸水中焯一下，滤去水再烹调，可减少部分草酸。再则谷类中含植酸酶，可分解植酸盐释放出游离钙和磷，增加利用率。植酸酶在55℃环境下活性最高，为了增加植酸酶的活性，可以先将大米加适量的水浸泡后再洗，在面粉、玉米粉、豆粉中加发酵剂发酵并延长发酵时间，均可使植酸水解，使游离钙增加。

（4）减少影响钙吸收的因素：戒烟限酒，降低咖啡因的摄取量。

（5）食物多样化：补充足量的维生素和矿物质。

多喝牛奶可以预防骨质疏松吗

答案是肯定的。虽然一段时间以来，关于牛奶的负面新闻很多，如牛奶致癌、牛奶致白内障等，很多人对牛奶谈之色变，但以上说法都是基于实验研究，而牛奶带给人们的营养价值远远大于它可能引发的健康风险。尤其牛奶补钙的作用是值得肯定的。在我们每天进食的食物里，牛奶中所含的营养素和钙含量是比较高的，大约每100毫升牛奶中含有100~120毫克的钙，而且牛奶中的钙很容易被人体吸收利用，因此牛奶被推荐为自然食物中最好的钙源。其他食物，如虾皮、骨头、芝麻酱，虽然含钙量很高，但由于每天在食物中的用量很少，因此很难作为饮食中钙的主要来源。

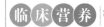

选择什么样的牛奶好

目前国内市场供应的牛奶有纯鲜奶、由奶粉冲兑而成的牛奶以及在牛奶中添加了维生素A、维生素D的复合奶等不同品种；也可以分成脱脂、低脂和全脂鲜奶三类。因为牛奶种类繁多，也给人们选择牛奶时带来了混乱。纯鲜奶中含有丰富的营养和钙质，价格便宜，适合大多数人选择饮用；由奶粉充兑而成的牛奶由于在生产过程中损失了一部分的营养素（包括钙质），单纯从营养价值的角度来看，不如纯鲜奶，但奶粉携带方便，为那些从事流动性工作的人带来了便利。复合奶中添加了帮助人体钙吸收的维生素A、维生素D类物质，使牛奶中的营养物质更容易被机体吸收、利用，但复合奶的价格稍高，对某些需要大量饮用乳制品来增加钙摄入量的特殊人群（如骨质疏松症患者）来说，经济上是一个较大的负担。因此，在饮用纯鲜奶的同时服用少量的鱼肝油（主要成分是维生素A、维生素D）也可达到同样效果，而价格更便宜。

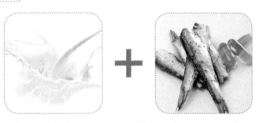

骨质疏松的营养疗法

酸奶和其他乳制品也可以补钙吗

市场上供应的乳制品还有普通酸奶和数不胜数的添加了各种"不同营养素"的酸奶制品，以及奶酪制品。普通酸奶中所含营养素基本上与鲜牛奶基本类似，只不过牛奶中的乳糖转变成了乳酸，更适合于对牛奶不耐受的人群，而且有利于维护肠道健康。从营养和经济的角度出发，饮用普通鲜牛奶和酸奶是一种最佳的选择。如果检查发现您缺乏其他的营养素，可以从其他的途径给予适当补充。

各种乳酪制品与中国大多数人的口味不合，人们接受的程度也不高。但乳酪制品中也含有较多的钙，而且乳酪制品多已制成固体状，携带比较方便。如果您能够接受，不妨把它也作为一种钙的补充来源。

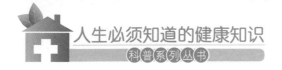
食谱举例

1.桃酥豆泥

原料：扁豆150克、黑芝麻25克、核桃仁5克、白糖适量。

做法：①扁豆入沸水煮30分钟后去外皮，再将豆仁蒸烂熟，取水捣成泥；②炒香芝麻，研末待用；③油热后将扁豆泥翻炒至水分将尽，放入白糖炒匀，再放入芝麻、白糖、核桃仁溶化炒匀即可。

2.萝卜海带排骨汤

原料：排骨250克，白萝卜250克，水发海带50克，黄酒、姜、精盐、味精各适量。

做法：①排骨加水煮沸去掉浮沫，加上姜片、黄酒，小火炖熟。②熟后加入萝卜丝，再煮5~10分钟，调味后放入海带丝、味精，煮沸即起。

3.茄虾饼

原料：茄子250克，虾皮50克，面粉500克，鸡蛋2个，黄酒、生姜、酱油、麻油、精盐、白糖、味精各适量。

做法：①茄子切丝用盐渍15分钟后挤去水分，加入酒浸泡的虾皮，并加姜丝、酱油、白糖、麻油和味精，拌和成馅；②面粉加蛋液，水调成面浆；③植物油六成热，舀入1勺面浆，转锅摊成饼，中间放馅，再盖上半勺面浆，两面煎黄。经常食用，活血补钙、止痛、解毒。

4.排骨豆腐虾皮汤

原料：猪排骨250克、北豆腐400克，鸡蛋1个，洋葱50克，蒜头1瓣，虾皮25克，黄酒、姜、葱、胡椒粉、精盐、味精各适量

做法：①排骨加水煮沸后去掉浮沫。加上姜、葱段和黄酒，小火煮烂；②熟后加豆腐块，虾皮煮熟，再加入洋葱和蒜头，煮几分钟熟后调味，煮沸即可。经常食用，强筋壮骨、润滑肌肤、滋养五脏、清热解毒。

5.红糖芝麻糊

原料：红糖25克、黑白芝麻各25克、藕粉100克。

做法：先将黑白芝麻炒熟后，再加藕粉，用沸水冲匀后再放入红糖搅匀即可食用，每日一次冲饮，适用于中老年缺钙者。

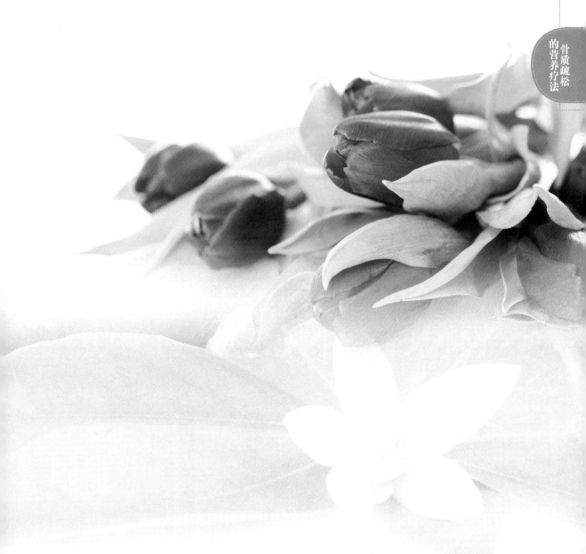

（本章编者：宋丽霞、高 敏）

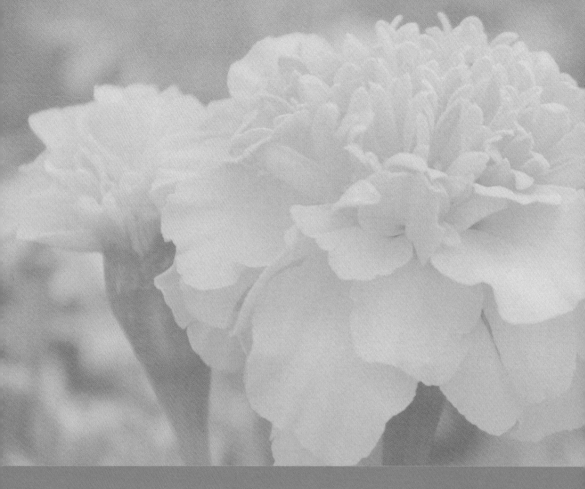

TONGFENG DE
YINGYANG ZHILIAO

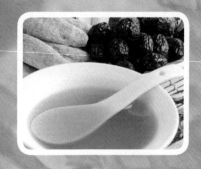 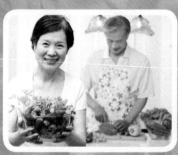 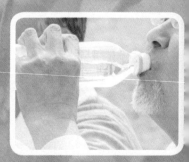

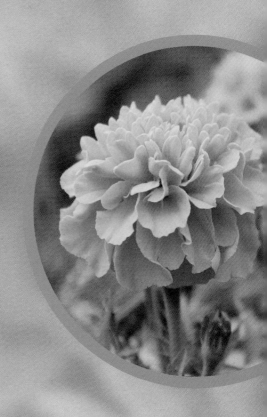

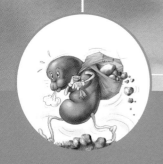

痛风的
营养治疗

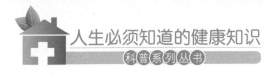
夜晚脚趾痛得无法入睡是怎么回事

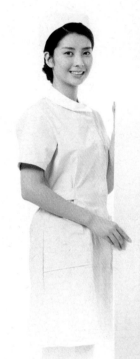

"疼啊！我的脚，怎么会这么疼啊！"半夜，阿芳被丈夫阿东的痛苦叫声惊醒。天一亮，小两口就来到医院。大夫询问病史然后仔细检查。阿东的蹬趾呈现紫红色，明显肿胀，皮肤温度高，关节处一碰就痛，疼得不敢动。医生问"你昨晚是不是吃大餐，还喝酒了啊？""是啊，您是怎么知道的？"医生又进行了化验，结合他的症状，诊断为痛风合并高脂血症。

阿东一听就着急了，"'痛风'？是什么病啊？"

"痛风正如其名，就好像只要风一吹就会感觉疼一样；但从另一角度来看，它也正如风吹一般，来得快，去得也快，因此被称为痛风。一般发生于男性，发作常常与大吃大喝有关。尤其是你体重还很高，就更易发病了。"

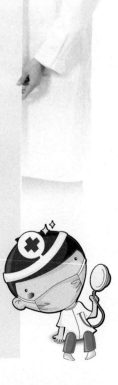

阿东化验结果如下表：

阿东的化验结果表

项　目	测 定 值	参考范围
总胆固醇（CHOL）	6.5毫摩尔/升	3.10~5.95毫摩尔/升
甘油三酯（TG）	4.0毫摩尔/升	<1.71毫摩尔/升
高密度脂蛋白（HDL）	1.70毫摩尔/升	0.83~1.96毫摩尔/升
低密度脂蛋白（LDL）	3.25毫摩尔/升	2.07~3.10毫摩尔/升
尿素氮	5.3毫摩尔/升	1.8~6.8毫摩尔/升
肌酐	106.2微摩尔/升	成人　男79.6~132.6微摩尔/升 女70.7~106.1微摩尔/升
尿酸	610微摩尔/升	成人　男149~417微摩尔/升 女89~357微摩尔/升

什么是痛风

　　痛风是嘌呤代谢失常和（或）尿酸排泄障碍所导致的一组疾病，临床表现出的特点是高尿酸血症、痛风性急性关节炎反复发作、痛风石沉积、特征性慢性关节炎和关节畸形。痛风常常影响到肾脏的功能，可以引起慢性间质性肾炎和肾尿酸结石形成。

　　痛风可分为以下几个阶段。

　　（1）无症状性高尿酸血症：血尿酸值逐渐上升，可能不发生痛风疼痛，而且通常自己察觉不到，这个阶段需要经常监测尿酸的变化，注意饮食。

　　（2）痛风发作：一般是脚趾关节的剧痛，呈现紫红色，明显肿胀，皮肤温度高。要吃药治疗，注意饮食，减体重，预防急性发作。

　　（3）发作后安定期：症状消失，炎症

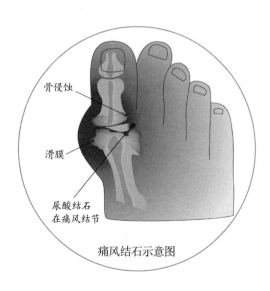

骨侵蚀

滑膜

尿酸结石在痛风结节

痛风结石示意图

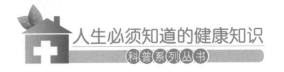
受到控制,但尿酸依旧偏高,患者往往容易忽视。如果不长期治疗可能反复发作,而且发作的频率增加,侵犯的关节也可能累及四肢关节,关节多次发作受损而容易变形。

(4)慢性痛风:缺乏持续性、规范性治疗可能转变为慢性,出现痛风石。即使尿酸得到控制,几乎还是天天痛,此时吃药、打针就成为生活中的一部分了。

痛风是一种古老的疾病,也是近年来的一种多发病,与人们生活水平的提高密切相关。目前我国血尿酸高人群达1.2亿人,这些都是潜在的发病人群,其中痛风患者已经超过7500万人,并且正以每年9.7%的增长率迅速增长,成为仅次于糖尿病的第二大代谢类疾病。痛风以其发病率高,治愈困难,且愈后复发率高,患者疼痛无比,反反复复难以完全治愈,易致多种并发症产生,被列为20世纪人类十大顽症之一。

痛风多发于哪些人群

(1)男性多于女性,约95%的痛风发生在男性,女性仅占5%左右。男女出现这种差异的原因主要是女性体内的雌激素能促进尿酸排泄,并有抑制关节炎发作的

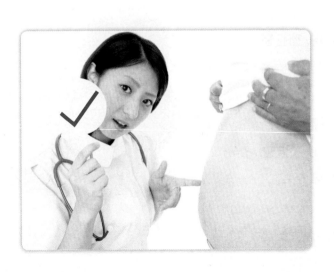

作用;其次是男性与女性相比,参与社会活动多,饮酒、摄入高嘌呤食物多。

(2)痛风的发病高峰年龄为40~55岁,平均年龄44.5岁。据统计,有60%以上的患者在这一年龄段中初次发病。随着年龄增加,机体内分泌代谢功能下降、

影响尿酸排泄疾病增加，使体内尿酸生成增加，排出减少，总尿酸池扩大。

（3）身体肥胖者痛风发病率高，有研究报道，痛风患者中60%~70%是肥胖型。

（4）痛风有明显的遗传倾向。父母患痛风的后代发病率为50%~60%，而普通人的痛风发病率仅为0.3%。

（5）经常超量摄入富含嘌呤、蛋白质、热能的食品及酗酒的人群，痛风的发病明显增多。宴席不断、常吃火锅的人痛风发病多，因为火锅的配料不外乎肉类、动物内脏、虾及贝等海鲜，这些食品均富含蛋白、嘌呤，火锅汤汁中含嘌呤尤多。涮火锅常饮酒助兴，过多的酒精在体内可分解产生大量乳酸，乳酸能阻止肾脏排泄尿酸。

痛风有哪些危害

（1）痛风性关节炎：关节局部出现明显的红、肿、热、痛，体温在38℃左右。

（2）痛风石：通常是多关节受到累及，多见于肢体远端关节，表现为关节肿胀、僵硬及畸形，不对称，严重时痛风石处皮肤发亮、变薄，容易使皮肤表面破溃，并有豆渣样的白色物质排出，甚至出现瘘管，周围组织呈慢性肉芽肿不易愈合。但很少继发感染，一般以耳轮、跖趾、指间和掌指关节处的结石较多见。

（3）痛风性肾病：痛风性肾病是痛风典型的病理变化

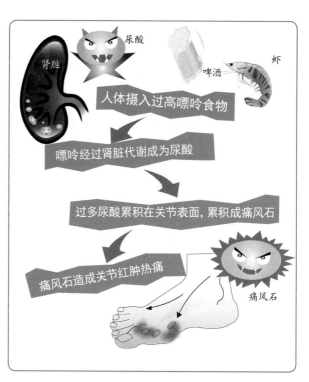

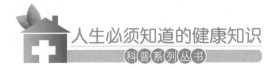
之一。有90%以上的痛风患者肾脏损害，早期表现为间歇性蛋白尿，一般病程较为缓慢，随着病情的发展，转变为持续性蛋白尿，肾脏浓缩功能受损，出现夜尿增多等，晚期则可发生肾功能不全，表现为水肿、高血压、血尿素氮和肌酐升高，最终可因肾脏功能衰竭或合并心血管病而死亡。

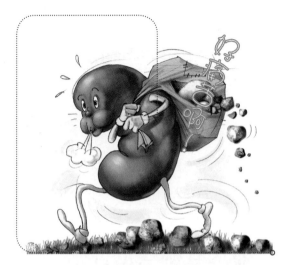

（4）尿路结石：常常没有症状，结石较大者则出现肾绞痛、血尿，如结石反复发作时，可引起尿路梗阻和局部损伤，容易合并感染，如肾盂肾炎、肾积水、积脓或肾周围炎，可以加速结石的增长和肾实质损伤。

（5）代谢综合征：高尿酸血症患者常伴有肥胖、冠心病、血脂异常、糖耐量减低及2型糖尿病，统称为代谢综合征。

（6）心脑血管疾病：患有冠心病、高血压的痛风患者，当病程较长，血尿酸水平较高时，可能有较多的尿酸盐结晶在心肌、动脉壁、瓣膜等处沉积，甚至出现尿酸性心脏病。

痛风饮食治疗的原则

痛风是一种嘌呤代谢失常造成的疾病。嘌呤有两个来源：一是体内的代谢，二是食物中摄入。通过饮食控制外源性嘌呤的摄入，减少尿酸来源，可控制急性痛风的发生，减少发作次数，防止并发症发生。所以控制饮食是痛风病饮食治疗的关键。

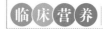

（1）保持理想体重，避免超重或肥胖。减轻体重时应循序渐进，否则容易导致酮症或痛风急性发作。

（2）多用素食为主的碱性食物，少吃脂肪含量高的食物。

（3）合理的膳食结构：蛋白质占总能量10%~15%，或每千克理想体重给予0.8~1克；脂肪占总能量30%以下，其中饱和、单不饱和、多不饱和脂肪酸的比例约为1:1:1，全日脂肪包括食物中的脂肪及烹调油为50克；碳水化合物占总能量55%~65%，充足的碳水化合物可防止组织分解及产生酮体。

（4）大量饮水。每日应该喝水2000~3000毫升，促进尿酸排除。

（5）禁酒！痛风患者须禁酒，其机理是：①酒精会促进腺嘌呤核苷酸转化，加速体内ATP分解，产生尿酸；②酒精在体内会代谢为乳酸，容易使体内乳酸堆积，乳酸可以抑制尿酸由肾脏排泄；③啤酒本身嘌呤含量虽然不高，2~5毫克/100毫升，但含有较多鸟苷，代谢后会产生嘌呤。

（6）形成良好的饮食习惯。暴饮暴食或一餐中进食大量肉类常是痛风性关节炎急性发作的诱因。此外，也不应随意漏餐，造成饥饿。每日至少应有规律的3餐，也可少食多餐。

（7）注意烹调方式，尽量少用油，多用蒸、煮、卤、凉拌的烹调方式，少用强烈刺激的调味品，肉类煮后弃汤食用。

（8）避免高嘌呤食物。

125

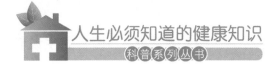
食物中嘌呤含量是如何分类的

一般饮食分为低嘌呤、中嘌呤和高嘌呤三类。

（1）每100克食物中含量小于50毫克嘌呤的为低嘌呤食物：五谷类：米、麦、玉米、马铃薯、甘薯、面条、通心粉；蛋类：鸡蛋、鸭蛋、皮蛋；奶类：牛奶、乳酪、炼乳；饮料：巧克力、可可、咖啡、茶、蜂蜜；以及各种水果、蔬菜和油脂（限量使用）等。

（2）每100克食物中含50~150毫克嘌呤的为中嘌呤食物：肉类：鸡肉、猪肉、牛肉、羊肉、鱼、虾、螃蟹；豆类：黄豆、黑豆、绿豆、红豆、花豆、豌豆、菜豆、豆干、豆腐以及蘑菇、芝麻、牡蛎、肉汤等。

（3）每100克食物中含量大于500毫克嘌呤的为高嘌呤食物：胰脏、小鱼干、酵母粉等。

哪些蔬菜中嘌呤含量较高，哪些含量较低

嘌呤含量较高的蔬菜有：菠菜、韭菜、扁豆、豌豆、黄豆及其制品、花菜、豆角、大叶青菜等。

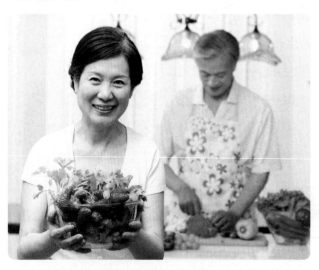

嘌呤含量较低的蔬菜有：芦笋、菜花、四季豆、青豆、菜豆、蘑菇、卷心菜、胡萝卜、芹菜、黄瓜、茄子、甘蓝、莴苣、刀豆、南瓜、倭瓜、西葫芦、番茄、萝卜、厚皮菜、芜青甘蓝、山芋、土豆、泡菜、咸菜、龙眼卷心菜等。

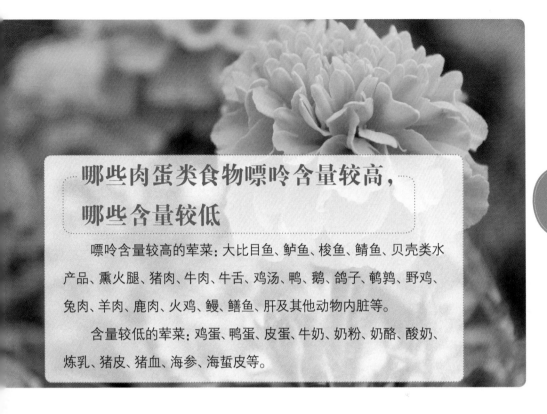

哪些肉蛋类食物嘌呤含量较高，哪些含量较低

嘌呤含量较高的荤菜：大比目鱼、鲈鱼、梭鱼、鲭鱼、贝壳类水产品、熏火腿、猪肉、牛肉、牛舌、鸡汤、鸭、鹅、鸽子、鹌鹑、野鸡、兔肉、羊肉、鹿肉、火鸡、鳗、鳝鱼、肝及其他动物内脏等。

含量较低的荤菜：鸡蛋、鸭蛋、皮蛋、牛奶、奶粉、奶酪、酸奶、炼乳、猪皮、猪血、海参、海蜇皮等。

如何预防痛风的急性发作

（1）防治关键在于饮食。对健康的中年男性，有痛风家族史者要少吃或不吃高嘌呤食物，同时应少饮酒，更要禁忌边进食高嘌呤食物边大量饮酒，特别是啤酒的这种不良饮食习惯。不喝肉汤、不喝火锅汤，咖啡不宜饮用，市场销售的碳酸水、果汁、苏打水饮料可适当选用。对于血尿酸高、痛风患者，鸡蛋牛奶、各种水果是其最适宜的营养补充剂。

（2）科学饮水。因体内70%的尿酸是借助尿液排出体外，所以要养成多饮水的习惯，科学饮水主要以白开水为主，每天要饮水2千克以上，保持较多的尿量以利于尿酸的排出。

（3）注意劳逸结合，避免过度劳累。在痛风急性发作期间，让患者卧床休息几天,有助于保护疼痛关节,避免大小关节负荷过重而导致损伤。

(4)减肥控制体重。进行有氧体育锻炼,如经常散步、做广播操、打太极拳等,其中散步是一种简单的可以降血尿酸的运动。

(5)注意保暖和避寒,鞋袜要宽松。因受寒、感冒都易诱发血尿酸高人群的痛风发作。

(6)痛风的预防应从青少年时期开始,注意饮食及生活习惯,保持运动和健康体形,中年以后应定期体检,做到早期发现。

痛风性关节炎与其他关节炎鉴别

痛风发作起来常常表现为关节炎,通常累及多个关节,表现为关节的肿胀、僵硬及畸形,那么它与普通的关节炎怎样区别呢?

(1)与类风湿性关节炎鉴别:类风湿性关节炎是以慢性对称性多个关节炎为主要表现的一种全身疾病,受累的关节以双手掌指关节及指关节为最多见。关节疼痛、肿胀,但表皮极少发红。关节僵硬以早晨起床后为最明显,称之为"晨僵"。病程较久的,指间关节可呈现梭形肿胀。慢性后期的患者,关节周围肌肉出现萎缩,关节畸形,尤其是手指可呈屈曲状,严重影响手的功能,甚至生活不能自理。此外,类风湿性关节炎尚有关节外的一些表现,例如风湿性血管炎、心包炎、胸膜炎等,但很少引起肾脏损伤。

(2)与骨性关节炎鉴别:骨性关节炎(OA)是一种以关节软骨的变性、破坏及骨质增生为特征的慢性关节病。骨性关节炎又叫做退行性关节炎,实际上并非炎症,主要为退行性变,属关节提前老化,特别是关节软骨的老化。骨性关节炎是一种慢性关节疾病,它的主要改变是关节软骨面的退行性变和继发性的骨质增生。主要表现是关节疼痛和活动不灵活。

食物处方

1.米仁红枣汤

取米仁50克、红枣5枚煮汤,喝汤食米仁、红枣。有助于缓解关节疼痛。

2.玉米饮

取玉米或玉米须、根、叶100克煎汤代茶,经常饮服有助于排除尿酸。

3.胡桃泥

胡桃仁250克、山药100克。将胡桃仁浸在含盐10克的冷开水中,5分钟后取出,放进微波炉转3分钟,再用粉碎机捣烂,与炒熟的山药粉混合拌匀,每次30克,开水送服。经常食用,有助于强身健体,调节代谢。

4.薏仁粥

薏仁粥取适量的薏仁和白米,两者的比例约为3:1,薏仁先用水浸泡4~5小时,白米浸泡30分钟,然后两者混合,加水一起熬煮成粥。

5.冬瓜汤

取冬瓜300克(不连皮),红枣5~6颗,姜丝少许。先用油将姜丝爆香,然后连同冬瓜切片和红枣一起放入锅中,加水及适量的调味料煮成汤。

6.苹果醋加蜜糖

这是西方传统的治疗方法,经多项临床测试证明有效。饭后可将一茶匙苹果醋及一茶匙蜜糖加入半杯温水内,调匀饮用。

7.自制饮用苏打水

取2~3克(1小勺)小苏打放于空矿泉水瓶中,然后加满凉开水或纯净水(500毫升左右),溶解摇匀后即可饮用。可加适量糖冲淡小苏打的苦涩味。苏打水起泡可改善口感,可在制成的苏打水中加入少量食用柠檬酸(也可用白醋代替),密封摇匀,以使二氧化碳溶解在水中。冷藏后,口感更好。每天喝一瓶,可以分几次喝,以中和体内的酸,达到酸碱平衡,对健康有利。

(本章编者:李 卉、王 磊)

痛风的营养治疗

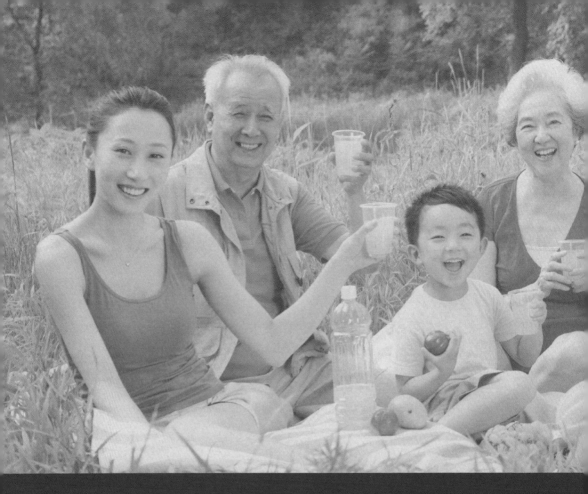

ZHONGLIU DE YINGYANG ZHILIAO

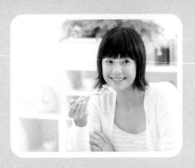
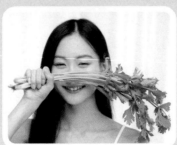
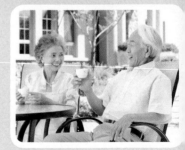

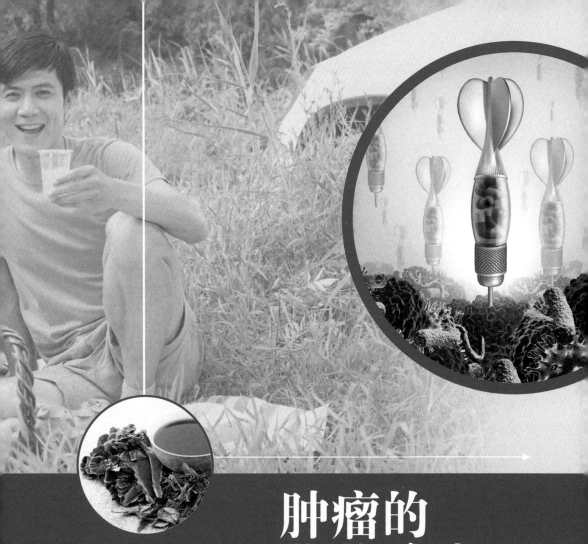

肿瘤的
营养治疗

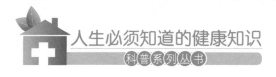
肿瘤概述

　　肿瘤，是一种让人谈之色变的恶性程度较高的疾病，是机体在多种致瘤因素的共同作用下，局部组织细胞异常增生形成的新生物。通常表现为肿块。肿瘤按其生物学特性可分为良性肿瘤与恶性肿瘤。其中起源于上皮细胞的恶性肿瘤称为癌，约占所有恶性肿瘤的90%，如肺癌、胃癌、肝癌、乳腺癌等；起源于间叶细胞的恶性肿瘤称为肉瘤，如淋巴瘤、平滑肌肉瘤、骨肉瘤等。通常认为，除了头发和指甲外，机体任何部位均可发生肿瘤。肿瘤一旦形成，即使去除致瘤因素，其细胞生长代谢的特点仍可继续存在，并可传递给子代细胞，不断地繁衍增殖。

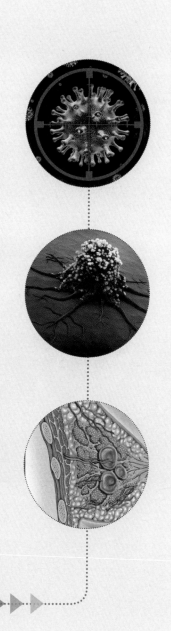

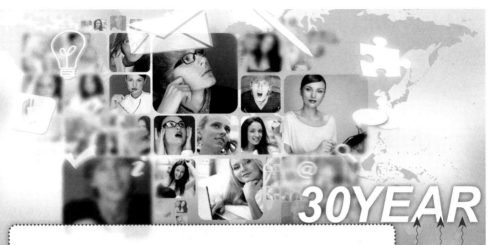

30YEAR

肿瘤的营养治疗

肿瘤的发病现状

　　近30年来,全球肿瘤发病数以年均3%~5%的速度递增,3/4新增病例发生在新兴工业国家及发展中国家,肿瘤已成为人类最重要的死因之一。相比之下,中国的肿瘤防治形势更为严峻。全世界20%的新发肿瘤患者在中国,24%的肿瘤死亡患者在中国,目前中国的肿瘤生存患者和治愈患者仅为13%,恶性肿瘤已经成为中国城市的第一位死亡原因。男性发病率高于女性,城市中男性肿瘤发病率依次是肺癌、胃癌、肝癌、大肠癌等,女性肿瘤发病率则是乳腺癌、肺癌、胃癌、肝癌、食道癌等。我国农村的肿瘤发病率低于城市,但农村肿瘤发病率的上升趋势并不比城市慢。引起人口死亡的主要恶性肿瘤为胃癌、肝癌、肺癌、食管癌、直结肠肛门癌,以及白血病;肺癌和肝癌呈明显逐步上升趋势。

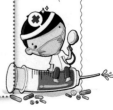

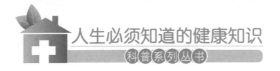
引发肿瘤的主要因素是什么

（1）化学因素：烷化剂、芳香胺类化合物、亚硝基化合物、植物毒素、金属致癌物。

（2）物理因素：紫外线、辐射线等。

（3）生物因素：如EB病毒与鼻咽癌、乳头状病毒与宫颈癌、乙型肝炎与原发性肝癌。

（4）遗传和精神心理因素。

（5）饮食因素：高脂肪、高胆固醇、高能量与高碳水化合物、高蛋白膳食，某些特殊饮食习惯，如喜油炸、腌制、熏烤、高盐等食物。

（6）不良生活习惯：酗酒、吸烟等。

营养与肿瘤的关系

食物是人体联系外环境最直接、最经常、最大量的物质，也是机体内环境及代谢的物质基础。因此，研究膳食营养与肿瘤的关系在探讨肿瘤的病因、找出肿瘤防治措施方面占有极其重要的地位。

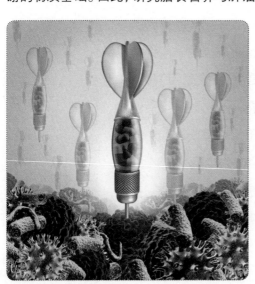

（1）热量：高热量膳食、肥胖和活动量少的妇女患乳腺癌和子宫内膜癌的危险性增加，病死率也高。肥胖还可能使肾癌、胆囊癌和结肠癌等的患者增加，使女性月经初潮提前，成年女性乳腺癌的发病危险性增加。

（2）脂肪：人类结肠癌、乳腺癌、前列腺癌、胰腺癌、胆囊癌、卵巢癌等的发病率与动物脂肪摄入量过高有关，并且肥胖者患肿瘤后比一般人更易发生转移。饱和脂肪酸（如奶油、猪油、黄油等）较易诱发直肠癌，多不饱和脂肪酸（如玉米油、芝麻油、葵花籽油等）容易产生自由基，更易诱发乳腺癌，而单不饱和脂肪（如橄榄油、菜油、花生油等）不宜酸败，较少产生自由基，是比较安全的膳食脂肪。

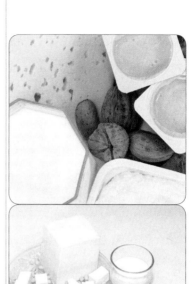

（3）蛋白质：膳食蛋白质过高或过低均可促使肿瘤的发生。高蛋白饮食与胰腺癌、直肠癌、前列腺癌、子宫内膜癌和乳腺癌的发生有关。低蛋白饮食可使消化道肿瘤发病率增高。常吃豆制品可使胃癌发病率降低。某些肉类中所含致癌物质（如牛肉中的丙醛）也可能是潜在的致癌激发剂。从预防的角度来看，每天以70~80克蛋白质为宜。

（4）糖类：糖类是大多数国家膳食热量的主要来源。如食用精制的淀粉过多，能增加胃癌、结肠-直肠癌的危险性。有些动物实验证明，高糖类或高血糖浓度有抑制化学致癌物对动物致癌作用。但是，过量的糖类必然导致总能量过多，而总能量过多与肿瘤有一定关系，因此控制总能量比控制糖类更为重要。

（5）膳食纤维：纤维素含量高的膳食可能有降低结肠癌、胰腺癌发病的作用，天然植物多糖如魔芋精粉，灵芝多糖等有抑瘤作用。

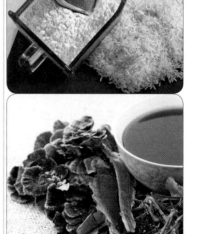

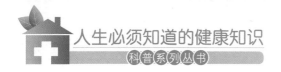

膳食纤维预防肿瘤形成，其原因有几点：①减少肠内容物停留时间，减少了致癌物和肠道接触的机会；②纤维能吸水，增加体积，从而稀释了肠道内致癌物的浓度；③影响肠内细菌群的种类和数量；④纤维素可使胆固醇在体内转化为雌激素的量减少，从而降低乳腺癌的发病率。

（6）维生素：①维生素A和胡萝卜素：维生素A尤其是胡萝卜素具有提高机体免疫力、保护上皮细胞、消除有致癌作用的氧自由基、杀灭肿瘤细胞的作用。β–胡萝卜素是一种抗氧化剂，具有抗癌、预防心血管疾病与白内障等作用。但过量摄入维生素A会引起中毒；②维生素C：维生素C可阻断亚硝胺的合成，从而降低胃癌、鼻咽癌、口腔癌、食管癌、肺癌、胰腺癌和子宫内膜癌的危险性。维生素C还能抑制白血病细胞生长，并可治疗某些癌前病变。维生素C可增强机体对肿瘤的抵抗力，与维生素C能增强结缔组织功能和免疫功能有关；③维生素E：是抗氧化剂，具有广泛的活性。可以清除自由基，有效地阻止香肠、火腿等食物中亚硝酸盐在胃中形成致癌物亚硝胺。

（7）矿物质：

1）硒：具有促进正常细胞增殖和再生的功能，所以对某些肿瘤如消化道肿瘤有抑制作用。硒的抗癌机制是：①硒是谷胱甘肽过氧化物酶的主要成分，谷胱甘肽过氧化物酶能催化过氧化物分解而预防细胞受损伤，阻止氧化自由基的形成，从而保护机体；②硒会干扰致癌物的代谢；③硒能调节机体免疫系统，增加人体免疫系统的抗癌能力。

2）钙：钙可以参与上皮细胞增殖和分化，所以可防止结肠癌的发生。研究发现，牛奶和维生素D、钙摄入较少的，其患结肠癌或直肠癌的危险性是正常人的3倍。

食物加工和食品污染与肿瘤有关吗

（1）高温加热或油炸食品，尤其是动物性食物，可产生致癌物，因此应少食或不食油炸和烧焦食品。

（2）用煤、木柴等燃料熏制食品，可产生致癌物苯并芘。

（3）腌制食品，腌菜、咸菜、酸菜、泡菜等均含有亚硝酸盐，从而增加胃癌、鼻咽癌的危险性。

（4）食品添加剂，是指用于改善食品品质、延长食品保存期、便于食品加工的一类化学合成或天然物质。有些食品添加剂会对人体健康造成危害，尤其是大剂量应用时，可能诱发动物产生肿瘤，目前公认的含致癌或可能致癌的食品添加剂有糖精、甜素、亚硝酸盐、硝酸盐等。

油炸食品
发霉食品
化学农药污染粮食
木柴等燃料熏制

食物致癌来源示意图

（5）食品污染，是食品及其原料在生产和加工过程中，因农药、废水、污水和家畜疫病所引起的污染，以及霉菌毒素引起的食品霉变，运输、包装材料中有毒物质和多氯联苯、苯并芘所造成的污染的总称。可以分为生物性污染和化学性污染两大类。生物性污染主要指细菌、霉菌以及寄生虫，在受潮霉变的食物上能生长一种真菌——黄曲霉。黄曲霉能产生一种剧毒物质——黄曲霉毒素，是一种强烈的致癌物质。化学

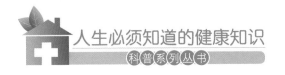
性污染是指有害化学物质的污染，如化学农药造成粮食、蔬菜、果品污染。

饮食致癌的可能机制有如下可能：①饮食中的致癌物或直接前体有可能启动癌变过程；②促进内源性致癌物的产生；③转运致癌物至其作用部位；④通过其代谢作用改变了组织对致癌物的易感性；⑤膳食中缺乏抗癌成分。

肿瘤患者饮食疗法的重要性

肿瘤与饮食营养有密切关系，均已被动物实验、临床观察和流行病学调查所证实；女性肿瘤病死率的50%以上，男性肿瘤病死率的30%以上可能与营养素有关，美国妇女肿瘤60%及男性肿瘤40%与食物有关。在我国与饮食直接有关的肿瘤有胃癌、食管癌、肝癌、肠癌、乳腺癌。我国北京、天津和上海3地的食物脂肪量均已超过总热能30%，与此有关的肿瘤，如结（直）肠癌和乳腺癌的发病率均显著增高。

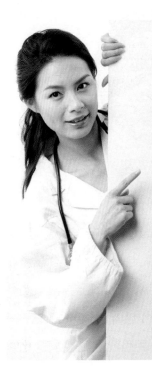

肿瘤患者的营养治疗

营养治疗的目的是要满足患者的需要，改善营养状态，增强免疫功能，提高患者对手术、放疗、化疗的耐受力。

（1）能量：能量供给应适量。过多易引起患者肥胖，且多种恶性肿瘤的发生都与摄入能量过高有关；过少又易引起或加重患者营养不良，甚至导致恶病质。能量供给应视患者营养状况、活动量、性别、年龄而定，以能使患者保持理想体重为宜。

（2）蛋白质：蛋白质供给量要充足。肿瘤负荷下，患者有效摄入减少，加之肿瘤高代谢，蛋白质消

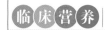

耗增加，恶性肿瘤患者多伴有不同程度的蛋白质缺乏。另外，手术、放疗、化疗也会对机体正常组织造成不同程度的损伤，损伤组织的修复仍需要大量的蛋白质。对于此类患者，蛋白质供给量应占总能量的15%~20%或按每天1.5~2克／千克体重计算，其中优质蛋白应占1／3以上。

（3）脂肪：脂肪供给量应限制。尤其是动物脂肪，多种恶性肿瘤的发生都与动物脂肪（鱼油除外）摄入过高有关。脂肪供给量应占总能量的25%~30%，其中饱和脂肪酸、单不饱和脂肪酸与多不饱和脂肪酸的比例应为1∶1∶1。

（4）糖类：糖类仍是主要供能物质，应占总能量的55%~65%。供给足够的糖类，可以改善患者的营养状况，减少蛋白质的消耗，保证蛋白质的充分利用。另外，如果胃肠条件允许，还应增加食物纤维的供给。食物纤维具有明显的防癌、抗癌作用。

（5）维生素和矿物质：多种恶性肿瘤的发生都与机体某些维生素和矿物质缺乏密切相关。对于此类患者，应严格监测及时补充。若饮食调整不能满足需要，可直接补充相应制剂，保证患者摄入足够的维生素和矿物质。

（6）特殊营养成分：有些食物本身含有某些特殊物质，具有很强的防癌、抑癌作用，如香菇、木耳、金针菇中富含的多糖类物质，人参中含有的蛋白质合成促进因子，大豆中的异黄酮，茄子中的龙葵碱，四季豆中的植物血细胞凝集素等，也应适量供给。

（7）其他：肝功不全时应限制水钠摄入，肾功不全时应限制蛋白质摄入，接受放化疗时饮食宜清淡。对于伴有严重消化吸收功能障碍者，可选用经肠要素营养或（和）肠外营养，防止出现恶病质。

（8）限用食物：动物脂肪、虾蟹类、腌渍食物、烟熏食物、酸泡食物、罐头食品、辛辣刺激性调味剂。

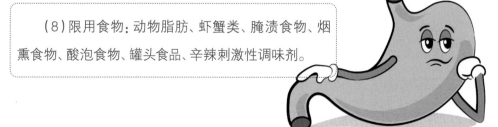

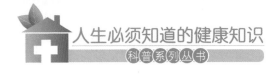

常见抗癌防癌食物

（1）蕈菇类：①蘑菇类：如香菇、冬菇、猴头菇等，富含蘑菇多糖，有明显的抗癌、抑癌作用；②木耳类：银耳、黑木耳等，其提取物中的多糖类有很强的抑癌作用；③金针菇：富含多糖类、天冬氨酸、精氨酸、谷氨酸、丙氨酸及组氨酸等多种氨基酸、核苷酸，以及多种必需的微量元素和维生素，有明显的抗癌作用。

（2）水产品：①鱼类：尤其是海鱼，含有丰富的锌、钙、硒、碘等元素及核酸，有利于抗癌；②海参：海参中含有海参素，对肉瘤有抑制作用，玉竹海参提取物硫酸黏多糖可明显提高腹腔巨噬细胞的吞噬功能，改善机体免疫功能；③海带：含有藻酸，可促进排便，防止便秘，抑制致癌物在消化系统内吸收，具有防癌、抗癌功效；④莼菜：含丰富的维生素B_{12}及海藻多糖碱，可有效地抑制癌细胞增殖。

（3）乳类、豆类及其制品：①乳类：牛、羊奶中均含有某些特殊物质，具有抗癌作用；②豆制品：大豆及其制品中含有丰富的异黄酮，对乳腺癌、结肠癌等均具有明显的抑制作用；③四季豆：富含蛋白质、维生素及植物血细胞凝集素，能抑制食管癌及肝癌细胞株的生长，对移植性肿瘤也有抑制作用。

（4）蔬菜类：十字花科蔬菜，包括甘蓝、花椰菜、芥菜和萝卜，以及卷心菜、南瓜、莴笋等，这些蔬菜均含有分解、破坏亚硝胺的物质，消除其致癌作

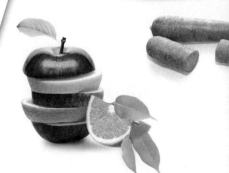

常见抗癌防癌食物

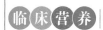

用。茄子含有龙葵碱，有抗癌作用。胡萝卜、菠菜、紫菜含大量的β－胡萝卜素、维生素C等成分，经常食用可防癌、抑癌。西红柿中含有的"番茄红素"能消灭某些促使癌细胞生成的自由基。

（5）葱蒜类：葱蒜含有抑制肠癌、胃癌、肺癌和肝癌的化学物质。①大蒜：含大蒜素及微量元素硒，具有抗癌作用，还含有某些脂溶性挥发油，可激活巨噬细胞，提高机体免疫力。蒜化合物能对癌细胞产生毒性效应，阻抑癌细胞生长；②葱类：富含谷胱甘肽，可与致癌物结合，有解毒功能，另外还含有丰富的维生素C，宜经常食用。

（6）水果类：①苹果：苹果中含有苹果酸、酒石酸、柠檬酸、多糖类、各种维生素、矿物质及大量的果胶。果胶可与放射性致癌物结合，使之排出体外；②无花果：其果实中含有大量葡萄糖、果糖、苹果酸、枸橼酸、蛋白水解酶等，是良好的抗癌食品；③大枣：含有大量的环磷酸腺苷及多种维生素，可改善机体免疫功能，是抗癌佳品；④沙棘果、山楂、猕猴桃等也有抗癌效果。柑橘类水果含有丰富的胡萝卜素、黄烷素等多种天然抗癌物质。

（7）粗杂粮：包括玉米、薏米、甘薯等。玉米中的谷胱甘肽、镁的含量比较多，有抗癌作用。薏米对胃癌、宫颈癌有一定的防治作用。每100克甘薯含13.1毫克胡萝卜素，远远高于其他粮食、豆类。对防治某些癌，如皮肤癌、鼻咽癌、喉癌、肺癌等有良好作用。

（8）茶叶：包括绿茶、红茶、黄茶、白茶、青茶和黑茶，都含有丰富的茶多酚、叶绿素及多种维生素，有防癌和抗癌作用。

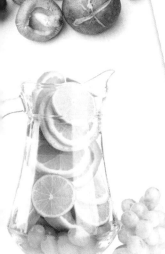

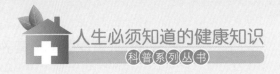
世界肿瘤研究基金会的膳食防癌建议

（1）食物供应和进食：摄取以植物性食物为主的营养充分和多种食物品种的膳食，主要选择植物来源的食物，如蔬菜、水果、豆类和加工度比较低的谷类。

（2）保持体重：成年人群的体质数范围在21~23。因此，个体的体质指数应保持在18.5~25，避免体重过低或超重。

（3）坚持体力活动：终身坚持体力活动，如果工作时体力较少，每天应进行1小时，或进行相类似的活动量。每周还应适当安排至少有较剧烈的活动1小时。

（4）蔬菜和水果：全年都吃各种不同的蔬菜和水果，每天量应在400~800克。

（5）其他植物性食物：每天吃各种富含淀粉或富含蛋白质的加工较低的谷类、豆类、根茎类食物600~800克，其总能量应占45%~60%，少吃精制糖。

（6）含酒精饮料：鼓励不饮酒或不过量饮酒，如果饮酒，男性每天限饮两份，女性限饮1份（每份酒的含义为啤酒200毫升、果酒100毫升或烈性白酒25毫升）。

（7）肉类：如果吃肉，每日红肉（如猪肉、牛羊肉等）的摄取量应少于80克，最好选择鱼类、禽类或非家禽动物代替肉类。

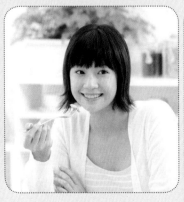
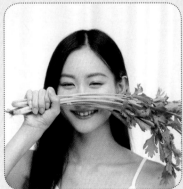
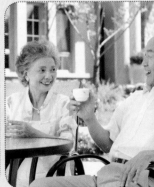

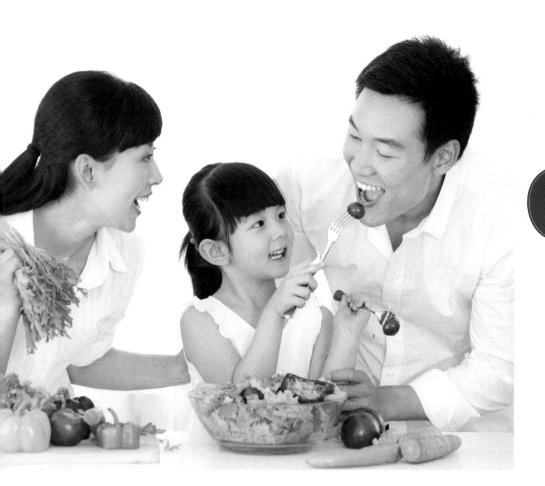

（8）总脂肪和油类：限制摄入含脂肪较多的动物性食物，摄入适量的植物油，油脂的能量占总能量的15%~30%。

（9）盐和腌制：减少食盐的总摄取量，成人限制在每天6克以下，减少烹调用食盐和摄入腌制食品。

（10）贮存：易腐败的食物应妥善储存以减少霉菌。避免吃储存期长、受霉菌污染的食物。

（11）保藏：易腐败的食物，如不能及时吃掉，应冷冻或冷藏。

（12）添加剂及农药残留量：建立和监测对食物中食品添加剂、农药及残留量和

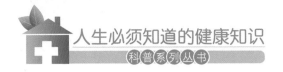

其他化学污染物的限量,保证在规定范围内的食物添加剂和农药残留量不致产生有害作用,在发展中国家尤应注意这方面的监测。

(13)烹调:不要吃烧焦的食物。避免将肉和鱼烧焦,尽量少吃火焰上直接熏烤的食物,鼓励用比较低的温度烹调食品。

(14)膳食补充剂:采用有利于减少肿瘤的危险的膳食模式,而不用膳食补充剂。如果能遵循上述膳食建议,很可能没必要用膳食补充剂,而且膳食补充剂对减少肿瘤危险并无帮助。

肿瘤患者的日常生活应注意什么

(1)要保持乐观的情绪,树立战胜肿瘤的坚强信心。

(2)适当的运动。肿瘤患者在体育锻炼中要掌握运动量,要做到循序渐进,从小的运动强度开始,逐渐达至中等程度即可。锻炼后身体感到发热,轻微出汗,无疲劳感,身心感到轻松、舒畅,食欲和睡眠良好,说明运动恰当。在参加锻炼以前,应请医师全面检查一下身体,然后根据自己的情况,选择自己喜欢的、适合的运动

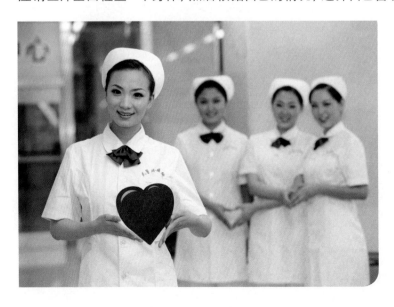

项目。在参加体育锻炼过程中,要善于自我体察不良反应,并定期复查身体。遇到体温升高、病情复发、某些部位有出血倾向等情况时,最好停止体育锻炼。

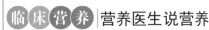

什么是肿瘤的三级预防

肿瘤与人类的一些生活习惯、生活行为密切相关，如吸烟、酗酒、饮食结构不合理、体力劳动少等肿瘤危险因素相关。从这个角度来说，肿瘤是可以预防的，而且1/3可以预防，1/3通过早期诊断可以治愈，另外1/3经过合理治疗，可以提高其生活质量。

肿瘤的预防分为三级：一级预防，即病因预防，是从引起肿瘤发病的因素改变，引入健康的生活习惯，力图降低1/3的肿瘤发病。一级预防是最重要的。二级预防，指早期诊断和早期治疗。早诊断、早治疗，是提高肿瘤治愈率、延长生存率的最有效办法。三级预防，是指临床（期）预防或康复性预防。对患者进行心理治疗、康复治疗、支持治疗等，提高晚期肿瘤患者的生活质量。

肿瘤的营养治疗

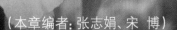
（本章编者：张志娟、宋 博）

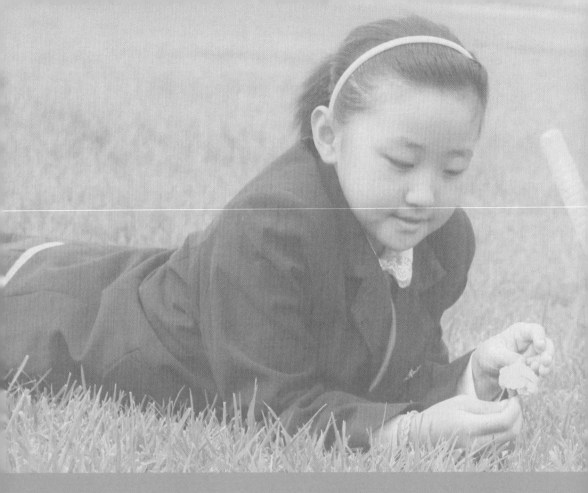

FUYOU JIBING DE
YINGYANG LIAOFA

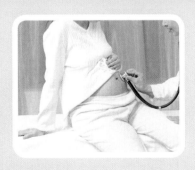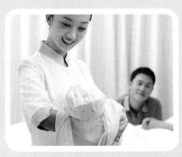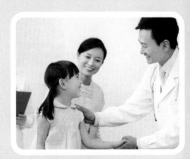

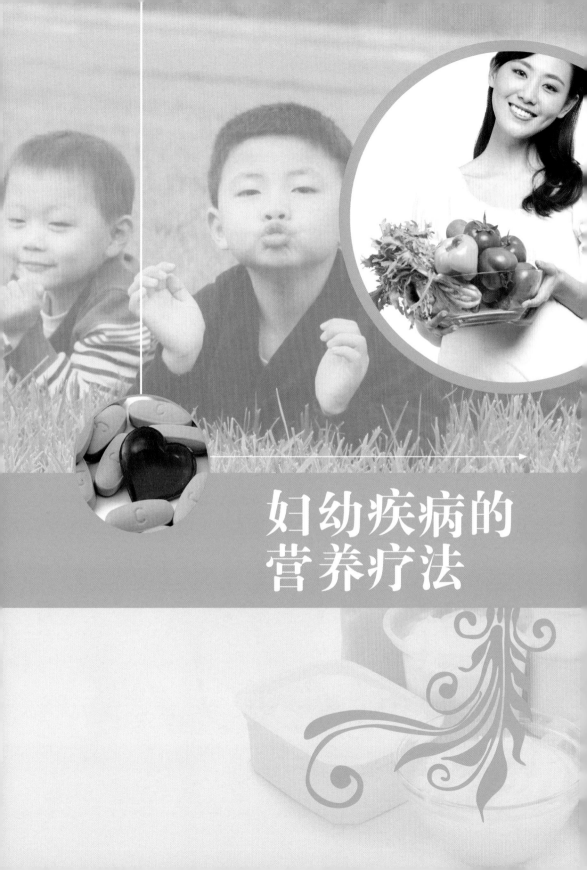

妇幼疾病的
营养疗法

孕妇营养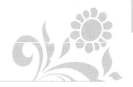

孕妇的合理营养对保证胎儿的正常生长是十分重要的。孕妇除提供自身所需营养素外，还要提供给胎儿生长发育所需要的营养。因此，科学、合理地安排孕妇饮食，才能保证母婴健康。

准妈妈应该准备什么

1.服叶酸

叶酸是一种维生素，易溶于水，遇光和热易失去活性。女性在准备受孕前补充叶酸可以降低胎儿出现神经管畸形的概率，摄入量为0.4毫克/天。丈夫也应同时补充。如果叶酸不足，会降低精液的浓度，还会造成精子中染色体分离异常。叶酸广泛存在于猪肝、深绿色的蔬菜（如菠菜和芥蓝）、橘子、豆类等食物中（见下表）。

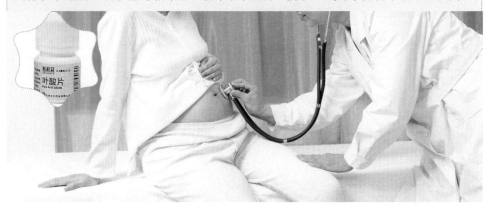

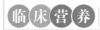

每100克食物中叶酸的含量

食物名称	含量（微克）	食物名称	含量（微克）	食物名称	含量（微克）
猪 肝	236.4	豆腐干	57.9	西红柿	132.1
猪 肾	49.6	绿 豆	16.5	香 菇	41.3
瘦猪肉	8.3	菠 菜	347.0	豇 豆	66.0
牛 肉	3.0	小白菜	115.7	豌 豆	82.6
鸡 肝	80.0	油 菜	148.7	橘	52.9
鸡 肉	5.0	茼蒿菜	114.3	香 蕉	29.7
鸡 蛋	75.0	卷心菜	39.6	苹 果	6.3
鸭 蛋	24.8	生 菜	49.6	山 楂	24.8
虾	26.4	洋 葱	32.9	草 莓	33.3
鲜 奶	5.5	西葫芦	40.7	西 瓜	4.0
黄 豆	381.2	红苋菜	330.6	梨	8.8
青 豆	28.1	四季豆	49.3	核 桃	102.6
豆 腐	66.1	胡萝卜	33.1	花 生	104.9

2.戒烟酒

香烟、酒精以及茶或咖啡里的咖啡因都会危害胎儿的正常成长，受孕前应戒烟酒、减少茶和咖啡的饮用。

3.饮食均衡

饮食与受孕是息息相关的，好的饮食习惯能提高怀孕的概率，同时也能保证胎儿的健康。每天饮食摄入要全面，要吃蔬菜、水果、五谷与肉蛋乳品，同时保证低脂，低糖，低盐。所有维生素和矿物质对胎儿的成长都很重要，但并不是越多越好，如果过量

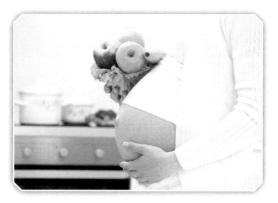

摄入可能对胎儿有不利影响。补充维生素和矿物质的最佳方法是，多吃蔬菜水果及高纤维食品。

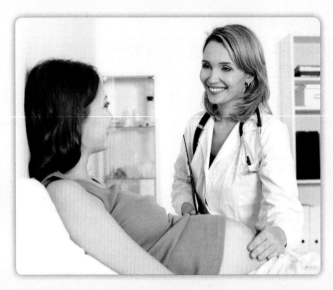

一些坏的饮食习惯在这个阶段要及时改掉，如不吃早餐、午餐摄食过少、晚餐前长时间饥饿、喜欢吃糕点饼干等高热量食品充饥，喜欢吃加工过的成品食物等。

4.保持理想的体重

超重或体重不足都会影响受孕。如果体重不足，婴儿容易发生先天性的疾病。如果孕妇过于肥胖，则容易发生多种妊娠并发症，如高血压、糖尿病等。所以，体质指数（BMI）应保持在18.5~24。

5.孕前必须治疗的疾病

（1）严重贫血：不仅会增加怀孕过程中的痛苦，还会影响胎儿的正常发育，也不利于产后恢复。

（2）心脏病：会引起胎盘血管异常，导致流产、早产。

（3）结核病等传染病：可能直接传染给胎儿。

（4）高血压：容易患妊娠高血压症，平时有剧烈头痛、失眠、眩晕等症状更应提前做检查。

（5）肝脏病：怀孕可以增加肝脏负担，使病情加重。乙肝小三阳患者，应等化验结果稳定后再考虑受孕。

（6）肾脏病：容易引起流产和早产，或因患了妊娠中毒症而不得不中途终止妊娠。

（7）糖尿病：会增加胎儿畸形的概率。

（8）子宫肌瘤：患有子宫肌瘤的女性常常不容易受孕。

孕期营养需要及膳食摄入量参考

能量

2000年《中国居民膳食营养素参考摄入量》中,推荐孕中期(4个月)后能量在非孕基础上每天增加200千卡。

宏量营养素

1. 蛋白质:孕早、中、晚期增加蛋白质分别为每天5克、15克、20克。

2. 脂类:孕妇膳食脂肪供能百分比为20%~30%,其中饱和脂肪酸、单不饱和脂肪酸、多不饱和脂肪酸分别为<10%、10%、10%。

微量营养素

1. 矿物质

(1)钙:一个成熟胎儿体内钙的积累约30克,食物中钙的吸收率为30%。2000年《中国居民膳食营养素参考摄入量》对孕中期妇女钙的推荐值为1000毫克/天,孕晚期为1200毫克/天,可耐受的最高摄入量值(超过这个标准可能出现不良反应)为2000毫克/天。过多钙摄入可能导致孕妇便秘、影响其他营养素的吸收。钙的最好来源是奶、大豆及其制品;其次为芝麻、小虾皮、海带等海产品。

(2)铁:孕早期缺乏铁可能导致婴儿早产和出生体重过低。2000年《中国居民膳食营养素参考摄入量》推荐孕妇铁的摄入量为25毫克/天,可耐受最高摄入量值为60毫克/天。动物肝脏、血、瘦肉是铁的良好来源,蛋黄、豆类、某些蔬菜也提供部分铁,如小白菜、油菜、芥菜、菠菜、莴笋等。

(3)碘:孕妇碘缺乏可以导致胎儿甲状腺功能低下,从而引起以生长发育迟缓、认知能力降低为标志

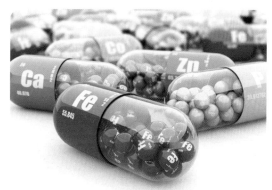

补充矿物质

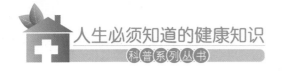
的克汀病。2000年《中国居民膳食营养素参考摄入量》推荐孕期碘的摄入量为200微克/天，可耐受的最高摄入量为1000微克/天。我国目前采用食盐强化碘来预防碘的缺乏，同时建议每周进食一到两次富含碘的海产品。

（4）锌：锌可以促进婴儿神经系统的发育，妊娠期间母体摄入充足的锌可以预防胎儿先天性畸形。2000年《中国居民膳食营养素参考摄入量》推荐非孕妇女膳食锌摄入量为11.5毫克/天，孕中期后为16.5毫克/天，可耐受最高摄入量为35毫克/天。素食者、高纤维素膳人群、大量吸烟者、多次妊娠者、大量摄入钙剂或铁剂者，应额外补锌15毫克/天。铁剂补充>30毫克/天可能干扰锌的吸收，故建议妊娠期间治疗缺铁性贫血的孕妇补充锌15.0毫克/天。海产品和动物性食品是锌的良好来源，如牡蛎、贝类、牛羊肉等。

2. 维生素

（1）维生素A：在孕期，母体维生素缺乏可导致胎儿生长发育迟缓和先天性畸形。2000年《中国居民膳食营养素参考摄入量》推荐孕中、晚期维生素A的适宜摄入量为900微克/天，可耐受的最高摄入量为2400微克/天。维生素A多来源于动物肝脏、牛奶、蛋黄；β-胡萝卜素来源于深绿色、黄红色蔬菜和水果。目前市场上销售的孕妇奶粉绝大多数都强化了维生素A，摄入时应注意补充的总量。

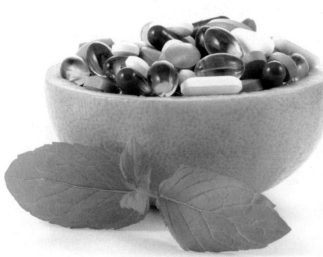

适量补充维生素

（2）维生素D：维生素D主要来源于紫外光照下皮内的合成，在高纬度、缺乏日光的北方地区，尤其在冬季几乎不能合成维生素D，可导致母体和胎儿血中维生素D不足。孕期维生素D缺乏可导致母体和婴儿代谢失常，包括新生

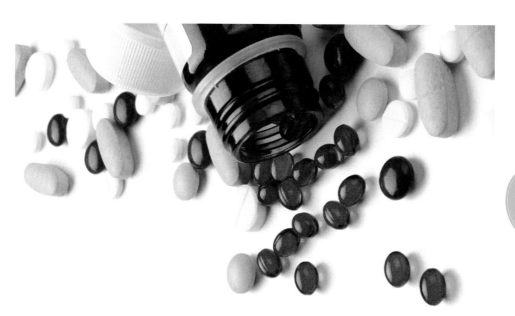

儿低钙血症、婴儿牙釉质发育不良以及母体骨质软化症。2000年《中国居民膳食营养素参考摄入量》推荐孕期维生素D参考摄入量为10微克/天,可耐受的最高摄入量为20微克/天。维生素D的食物来源为海鱼(沙丁鱼、金枪鱼)、蛋黄、肝、奶油等,维生素D强化奶等。

(3)维生素E:由于维生素E对细胞膜,尤其对红细胞膜上长链多不饱和脂肪酸稳定性的保护作用,孕期对其补充可能对预防新生儿溶血产生有益的影响。2000年《中国居民膳食营养素参考摄入量》推荐孕期维生素E的参考摄入量为14毫克/天。维生素E广泛存在于各种食物,如谷、豆、果仁中含量丰富。因其属脂溶性且能在体内储存,故较少出现缺乏症。

(4)维生素K:维生素K与凝血有关,凝血过程中至少有4种因子依赖维生素K在肝脏合成,因此缺乏维生素K可以导致凝血过程受阻。维生素K不易通过胎盘,初乳中维生素K的含量也低,加上初生婴儿肠道细菌少不能有效合成维生素K等原因,使得新生儿易发生维生素K缺乏性出血症。产前补充维生素K,或新生儿补充维生素K均可以有效预防。维生素K_1(叶绿醌)存在于绿叶蔬菜中,维生素K_2(甲基萘醌)多

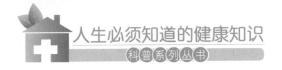

由细菌合成。推荐成人维生素K摄入量为每天2微克/千克体重。

(5) B族维生素

1) 维生素B_1：孕期缺乏维生素B_1可影响胃肠道功能，这在孕早期特别重要。近年来我国南方地区食用精白米增多，如果同时缺乏其他杂粮和副食品，可致孕妇维生素B_1缺乏。建议孕妇维生素B_1的摄入量为1.5毫克/天。各种粮谷类、豆类及肉类均为维生素B_1的丰富来源。

2) 维生素B_2：孕期维生素B_2缺乏，胎儿可出现生长发育迟缓。缺铁性贫血也与维生素B_2缺乏有关。2000年《中国居民膳食营养素参考摄入量》孕期维生素B_2的适宜摄入量为1.7毫克/天。食物中含量较高的为动物内脏、蛋、奶等食品，豆类及绿叶蔬菜亦含有一定量，谷类及一般蔬菜含量较少。

3) 维生素B_6：维生素B_6可以辅助治疗早孕反应，也使用维生素B_6、叶酸和维生素B_{12}预防妊高症。2000年《中国居民膳食营养素参考摄入量》孕期维生素B_6的推荐摄入量为1.9毫克/天。食物来源主要是动物肝脏、肉类，豆类及坚果（瓜子、核桃）等。

4) 叶酸：叶酸摄入不足可导致出生时婴儿体重过低、神经管畸形以及孕妇巨细胞性贫血。2000年《中国居民膳食营养素参考摄入量》建议围孕期（准备怀孕期间）妇女应多摄入富含叶酸的食物，孕期叶酸的推荐摄入量为600毫克/天。各种蔬菜、动物肝脏、蛋黄、酵母等为富含叶酸的食物来源，豆类含量亦较多。

孕期体重增加表

体重评价	BMI	推荐体重增长范围（千克）
低	<19.8	12.5～18.0
正常	19.8～26.0	11.5～16.0
超重	>26.0～29.0	7.0～11.5
肥胖	>29.0	6.0～6.8

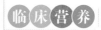

孕期营养对胎儿及母体有何影响

（1）孕妇营养不良，可造成胎儿宫内发育迟缓，甚至生长停滞。其结果是出现早产及低体重新生儿、胎儿先天性畸形发生率增加，还可以增加围产期（怀孕28周至产后1周）婴儿病死率，甚至可以影响胎儿、婴儿的体格和智力发育。

（2）孕期摄食过量会造成孕妇营养过剩，导致体重过重，增加行动负担；胎儿过度生长，给分娩带来困难。营养过剩与糖尿病、慢性高血压、血栓性疾病等都密切相关。

孕期营养补充的原则

1.孕早期营养补充原则

（1）膳食以清淡、易消化吸收为宜。

（2）尽可能选择自己喜欢的食物。

（3）适当补充奶类、蛋类、豆类、坚果类食物，以保证蛋白质的摄入量。

（4）注意摄入叶酸，保证胎儿神经系统发育。若怀孕时缺乏叶酸，容易造成胎儿神经管的缺陷，如无脑儿或脊柱裂，并且发生兔唇、腭裂的机会也升高。

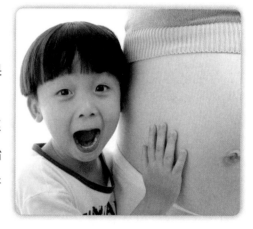

（5）维生素的供给要充足。如果准妈妈的妊娠反应严重影响了正常进食，可在医生建议下适当补充综合维生素片。

2.孕中期营养补充原则

（1）荤素兼备、粗细搭配，食物品种多样化。

（2）避免挑食、偏食，防止矿物质及微量元素的缺乏。

（3）避免进食过多的油炸、油腻食物和甜食（包括含糖量高的水果），防止出现

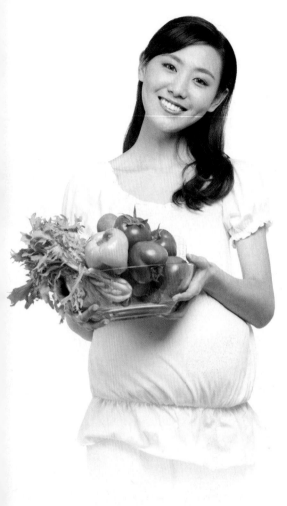

自身体重增加过快。

（4）适当注意补充含铁丰富的食物，预防缺铁性贫血。同时补充维生素C也能增加铁的吸收。

（5）多食用含钙较多的食物。

3.孕晚期营养补充原则

（1）饮食保证质量、品种齐全。

（2）适当增加热能、蛋白质和必需脂肪酸的摄入量（多吃海鱼可利于DHA的供给），适当限制碳水化合物和脂肪的摄入（即减少米、面等主食的量），少吃水果，以免胎儿长得过大，影响顺利分娩。

（3）增加钙和铁的摄入。

（4）注意控制盐分和水分的摄入量，以免发生浮肿，甚至引起妊高症。

（5）少吃含能量高的食物，如白糖、蜂蜜等甜食，以防止食欲降低，影响其他营养素的摄入量。

（6）多选择体积小、营养价值高的食物，如动物性食品；减少营养价值低而体积大的食物，如土豆、红薯等。

孕妇适宜和禁忌的饮食

1.适宜多吃的食物

（1）宜多吃粗粮：如玉米面、小米、土豆、红薯等，维生素、蛋白质，微量元素比

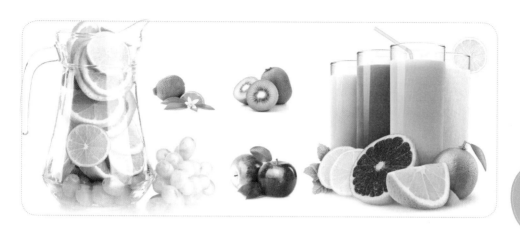

大米和精面中含量高。

（2）宜多吃蔬菜：因为蔬菜富含膳食纤维，可以吸收毒素，还能够防止便秘。

（3）宜多吃水果：孕妇由于妊娠反应较重，常呕吐，有的不仅将胃内容物吐出，还将胆汁等吐出，引起体内水、钠、钾等营养素的丢失。如不及时纠正，就会造成体内营养环境失衡，导致水、电解质平衡失调和酮症酸中毒的产生，对母婴健康极为不利。所以孕妇应多吃水果，保证体内摄入充足的维生素和水分，避免因食欲缺乏而导致的营养素缺乏。另外，水果还可以缓解孕期烦躁情绪，对改善孕妇心悸，脾气暴躁有很好的功效。

2.不宜多吃的食物

（1）生鱼片、生田螺、生蚝：这些生食鲜美可口，蛋白质、维生素和矿物质含量丰富，是很多女孩的最爱。不过由于缺少加温烹饪过程，里面的寄生虫和病菌可能给宝宝带来伤害。而一些鱼中的重金属含量超标，可能会影响宝宝的大脑发育。

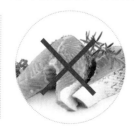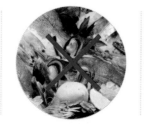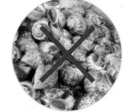

禁食：生鱼片、生田螺、生蚝

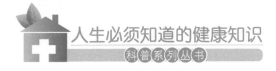

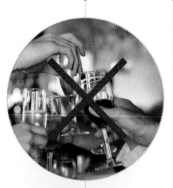

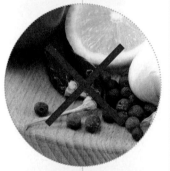

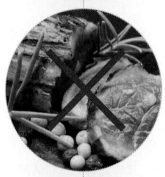

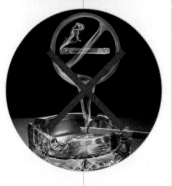

（2）烤牛羊肉：烤牛羊肉很难保证彻底烤熟，未经完全烤熟的烤肉内可能含有寄生虫，孕妇感染后容易引发流产、死胎或畸形。

（3）咸肉、咸鱼、咸蛋及腌菜、酱菜：过高的盐分会使体内驻留更多的水分，容易导致孕妇浮肿，还可能引起妊高症，所以孕妇应少吃这些高盐的食物，调味以清淡为主。同时腌菜因为腌制时间长，还会产生致癌物，对孕妇和胎儿健康造成危害。

（4）油条：油条中含有明矾，明矾中的铝会通过胎盘，侵入胎儿大脑，影响到脑神经的发育。

（5）刺激性调味品：主要指葱、姜、蒜、辣椒、芥末、咖喱粉等调味品。葱、姜、蒜少量做调味品，而且制熟后食用，其辣性大大减弱。甜辣椒因没有辛辣之味，制熟食也无妨，但不宜直接食用。过多食用刺激性调味品还会导致孕妇口干舌燥、心情烦躁等。

（6）咖啡、可乐、酒及含酒精的饮料：咖啡和可乐中含有咖啡因，是危害胎儿健康的隐形"杀手"，容易引起流产或早产。酒精通过胎盘可以造成流产及早产，甚至诱发胎儿畸形。

（7）烟：烟中的一氧化碳和尼古丁通过胎盘可能会致使宝宝在宫内缺氧，导致流产、死亡，胎儿畸形率也会增加。

孕期营养补充的误区

（1）盲目购买营养品：真的需要这么多价格昂贵的营养品吗？准妈妈在选择营养品时，首先应考虑从正常饮食中是否已经摄入了足够的营养素，是否需要

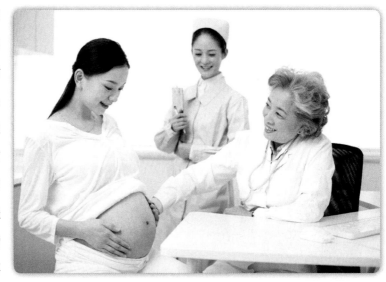

进补？而不是盲目听从销售商的花言巧语。许多营养品的吸收不如普通食物好（如鲜牛奶的补钙功效要远远强于直接补充钙剂）。如果实在拿不准是否要购买营养品，最好先咨询一下营养医生。

（2）以保健品代替正常饮食：由于担心普通饮食不能满足一天各种营养素的需要，一些准妈妈每天要补充很多保健品，如蛋白粉、综合维生素、钙片、铁剂、孕妇奶粉等，大量营养品下肚，某些准妈妈就认为自己的营养已经足够，日常三餐吃好吃不好都没关系了。其实这样做是绝对错误的，因为保健品只是强化某种营养素或改善某一种功能的产品，没有任何保健品可以代替正常膳食的营养均衡，而且正常膳食没有任何不良反应。

（3）为了孩子营养就要多吃饭：很多女性在得知自己怀孕后，为了保证宝宝的健康，就开始努力加大饭量，希望借此来满足胎儿的营养需要。其实孕期营养重要的是充足和均衡，如果准妈妈吃得过多，只是增加了能量的摄入，很可能大都变成了自己身上的肥肉。孩子的营养是否足够，关键在于准妈妈对食物的科学性选择，做到

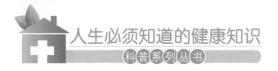

适量、均衡，而不是盲目多吃。

（4）有营养的东西摄入越多越好：在孕期加强营养是必需的，但营养摄入绝非多多益善。太多的营养摄入会加重身体的负担，并存积过多的脂肪，导致肥胖和冠心病的发生。体重过重还限制了准妈妈的体育锻炼，致使她们抗病能力下降，并造成分娩困难。

（5）多吃菜，少吃饭：许多人认为菜比饭更有营养，准妈妈应该把肚子留下来多吃菜。这种观点是极其错误的。饭是米、面等主食，是能量的主要来源，一个孕中、晚期的孕妇一天应摄入400~500克的米面及其制品。

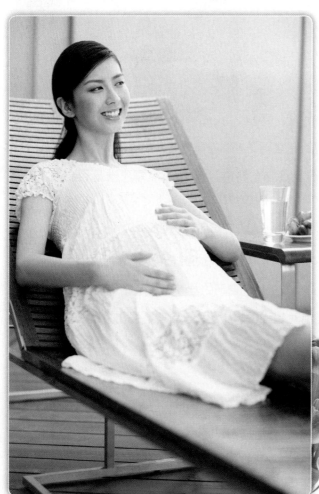

（6）补钙就要多喝骨头汤：为了补钙，有的准妈妈便按照老人的指点猛喝骨头汤。其实，喝骨头汤补钙的效果并不理想。骨头中的钙不容易溶解在汤中，也不容易被人体的肠胃吸收，而喝了过多骨头汤，反而可能因为油腻，引起孕妇不适。

孕早期易出现的营养问题和注意事项

什么是妊娠呕吐

在妊娠早期，少数孕妇会出现频繁而剧烈的恶心呕吐，并会持续存在、进行性加重，常常影响到正常的工作和生活，甚至还会危及孕妇的生命，这种现象在医学上称为妊娠剧吐。妊娠剧吐多见于怀第一胎的孕妇。这是一种正常的生理反应，一般在妊娠6周出现，12周左右就会逐渐好转并自行消失。

妊娠呕吐有什么危害

妊娠剧吐往往与孕妇自主神经系统稳定性、精神状态、生活环境有密切关系，患者在精神紧张的情况下，呕吐会变得频繁，可以引起水及电解质的失常。妊娠呕吐患者见到食物往往有种恐惧心理，胃纳差。长期饥饿会导致热量摄入不足。因此应该想办法，把进餐当成轻松愉快的享受而不是负担，使胎儿有足够的营养，顺利度过早孕反应期。

妊娠呕吐怎么办

首先要明了妊娠呕吐只不过是阶段性的正常生理反应，虽然有的人可能重一些，但一定会顺利度过这个阶段。此时，准妈妈不用刻意让自己多吃些什么，"少吃多餐，能吃就吃"是这段时期孕妇饮食的主要方针，如进食的嗜好有所改变也不必忌讳。

（1）少吃多餐，能吃就吃。选择孕妇能接受的食物，以清淡、易消化为主，最好是富含蛋白质和碳水化合物的流质食物，避免油腻。吐后可以继续再吃，若食后仍吐，多次进食补充，仍可保持身体营养的需要。吃些酸的食品可能会增进食欲，避免摄入过冷过热的食物，必要时饮口服补液盐。

（2）卧床休息。保持环境安静、通风，减少在视线范围内引起不愉快的情景和异味。

（3）呕吐时做深呼吸和吞咽动作及大口喘气，呕吐后要及时漱口，注意口腔卫生。

（4）周围的人要关心、体贴孕妇，使其保持心情愉快，避免急躁和情绪激动。

（5）若呕吐导致体温上升、脉搏增快、眼眶凹陷、皮肤无弹性、精神异常等，要立即送医院。

食谱举例

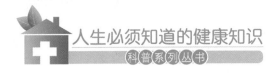

1. 香椿芽拌豆腐

香椿芽洗净用开水烫一下切成细末；豆腐切丁，用沸水焯熟、碾碎，再加入香椿芽末、盐、香油拌匀即成。

2. 咸蛋拌豆腐

豆腐切成小方丁，用沸水焯熟取出。咸鸭蛋捣碎，加香油、蒜泥拌匀即成。

3. 凉拌土豆丝

土豆去皮洗净切成丝，在沸水中焯熟，捞出浸入冷开水中；凉后将土豆丝捞出，加入糖、醋、盐、葱花；锅内放少许油，将花椒放入，小火炸出花椒香味，再将花椒拣出，将油直接倒在土豆丝上拌匀即可。

4. 酸甜藕片

藕切片，在沸水中焯熟，装盘，将糖、醋、盐、香油洒在藕片上拌匀即可。

5. 凉拌西瓜皮

将西瓜皮洗净，切成方丁装盘，用盐腌20分钟。红柿子椒去蒂、去籽，切成小方块，放盐拌匀。去掉西瓜皮中腌渍出来的水分，和红椒一起，加入糖、醋、香油拌匀即可。

孕中期易出现的营养问题和注意事项

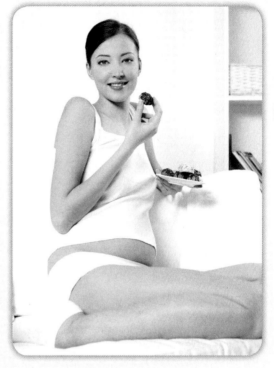

贫血

　　孕中期是胎儿迅速发育的时期，处于孕中期的准妈妈体重迅速增加。此时，容易出现贫血，准妈妈要及时补充足够的营养。

贫血的危害

　　有慢性轻度贫血时不会有什么不适症状，但严重的贫血或急性失血过多时，会心跳加快，周围循环阻力下降，长此以往可能出现心肌营养障碍。孕妇贫血还容易发生感染，因为贫血孕妇抗体少，吞噬病毒、致病菌的作用减弱，使免疫力下降。

　　孕妇贫血还会影响胎儿的生长发育。很多人认为，因为胎儿是"优先吸收"大部分营养的，所以准妈妈贫血对于宝宝的生长发育没有太大影响的。其实不然，在轻中度贫血时，母体可以靠耗尽自体的储存来满足胎儿，如果发展到重度贫血，就会影响胎儿的发育。

孕妇贫血了怎么办

　　一旦出现重度贫血，一方面补充铁，因为纠正贫血需要一定的时间；另一方面要及时处置各种并发症。并发症对妈妈和胎儿都是非常危险的，怀孕本就是一件辛苦的事情，因贫血而产生的疲倦、晕眩，会使准妈妈出现明显的记忆力减退，脑力和体力下降，影响妈妈的工作和生活，也影响胎宝宝的宫内教育。同时头晕目眩还很有可能导致在户外或楼梯上晕倒、摔倒等这类危险发生。因此，孕6月开始除了日常饮食

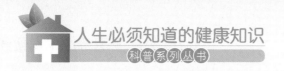
外，应额外增加铁剂的摄入，以满足胎儿生长发育的需要。孕期贫血除服铁剂以外，可服用小剂量的叶酸（每日400微克）。不仅有利于预防贫血，还有利于预防先天性神经管畸形和先天性心脏病。但切忌过量。

食谱举例

1. 粥类补血法

（1）羊肉枸杞粥：羊肉100克、枸杞30克、炙附片10克、大枣15枚、冰糖适量。先将羊肉切细待用；粳米洗净与炙附片、枸杞、大枣一同放入锅内，加水适量煮熟成粥，待粥煮至熟烂时，再放入羊肉和冰糖煮至粥浓稠时即可食用，隔天一次。

（2）八味养血粥：糯米200克、薏仁米50克、赤小豆30克、红枣20枚、莲子20克、芡实米20克、生山药30克、白扁豆15克。先将薏仁米、赤小豆、芡实米、白扁豆入锅内煮烂，再入糯米、红枣、莲子同煮。最好将去皮的生山药切小块，加入上述原料煎煮，以熟烂为度。每日早晚食用，连续20天为1疗程。

2. 汤类补血法

（1）阿胶瘦肉汤：瘦猪肉100克、阿胶15克、生姜、胡椒、葱、味精各适量。先将净猪瘦肉放入砂锅内，加水适量，放入生姜、胡椒、食盐，用文火炖熟后下入阿胶炖化，调味后饮汤食肉，隔天1次，连续食用1个月。

（2）大枣木耳汤：大枣15克、黑木耳15克。先洗净大枣、黑木耳用温水泡发洗净，放入小碗内，加水及冰糖适量，隔水蒸至大枣烂熟即可食用，每日2次。

（3）猪肝菠菜汤：猪肝200克，菠菜200克，盐、酱油、味精、花椒水、猪油各适量。将猪肝切成小薄片，菠菜洗净切段，放入锅内加调料煎汤食用，每日1次。

3. 肉类补血法

参杞狗肉：狗肉1000克，党参50克，枸杞20克，菟丝子13克，砂仁5克，陈皮5克，牛膝15克，酱油、糖、黄酒、葱、姜、味精各适量。将净诸药料入锅煎煮30分钟，倒出汤汁，再将狗肉切成块加入酱油、糖、黄酒、葱、姜、味精腌渍入味，放入锅中，加入药汁，煮沸后改用文火慢煨2小时，狗肉烂熟即可食用，隔日1次。

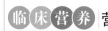
孕晚期易出现的营养问题和注意事项

1.便秘

怀孕后体内孕激素增多,孕激素具有抑制肠蠕动的作用,又因子宫逐渐增大可压迫直肠,使粪便在肠内停留的时间延长,所以孕妇常发生便秘。由于便秘,又可发生内外痔。痔疮可引起出血,出血多的,可造成孕妇重度贫血,影响胎儿的生长发育。所以孕期便秘一定要纠正,严重贫血者,要积极治疗。

2.便秘的治疗

孕期便秘的妇女,应注意每日坚持适当的体育活动,如散步,也可做一些轻微的家务劳动,养成每日定时排便的好习惯,即使排不出也要按时上厕所,逐渐形成条件反射。

孕妇便秘所用泻药,应以润肠和缓泻为原则,不宜用药性过强的药物,否则会因用药不当导致流产或早产。食疗也是纠正便秘的好方法。每日清晨起床后空腹喝一杯凉白开,有助于通便。平时在饮食方面,应经常吃含有丰富纤维素的食物。因为膳食纤维可加速肠蠕动,促进肠道内代谢废物的排出,减轻孕期的便秘。

3.适宜的饮食

吃纤维多的食品:山芋、粗粮,各种绿叶蔬菜,如韭菜、芹菜、海带。

吃水分多的食品:雪梨等富含水分的水果。

吃能促进肠蠕动的食品:蜂蜜、香蕉、芋头、苹果。

吃富含有机酸的食品:酸奶。

吃含有脂肪酸的食品:松子仁、黑芝麻、瓜子仁。

吃含有维生素B_1的食品:粗粮谷物。

糖尿病孕妇饮食注意事项

糖尿病孕妇由于控制血糖与营养需要之间的矛盾,饮食安排较为困难,一方面

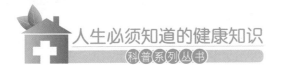
需要将血糖控制在正常范围内；另一方面，为了满足母体和胎儿的营养需求，保证胎儿的正常生长、发育，对饮食的热量又不宜过分控制。怀孕前3个月，母体和胎儿对营养的需求增加不多，糖尿病孕妇的饮食控制原则上同普通糖尿病患者一样，体重增加不应超过1~2千克。

怀孕3个月后由于胎儿生长速度快，孕妇对热量的需求增多，每日的主食为300~400克，蛋白质的每日每千克体重需要可达到1.5~2.0克，脂肪的供给量约50克。提倡少量多餐，每日5~6餐。同时补充维生素和微量元素，如钙、铁、锌、碘等，多吃一些蛋类、瘦肉、鱼、乳类和新鲜蔬菜。孕3个月后每周体重增加350克左右为好。糖尿病孕妇后期不宜过分增加营养，导致体重增长过快，不利于血糖控制。哺乳期血糖的控制较为困难。所以糖尿病孕妇应做到每周称体重，以防摄入热量过多。

妊高症孕妇的饮食注意事项

妊高症是威胁母婴健康最常见且严重的一种疾病，是指患者怀孕前无高血压病史，怀孕后则出现血压高的症状，但大多能在产后12周内恢复正常。妊高症伴随

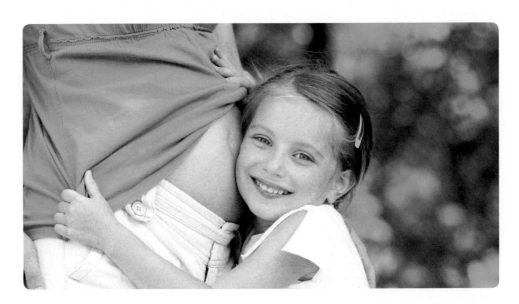

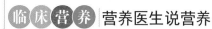

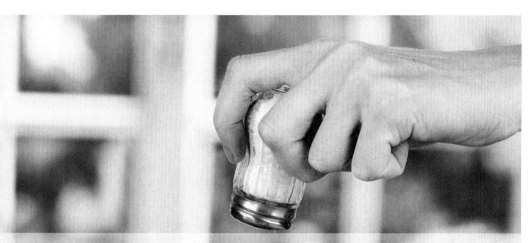

水肿、头痛、视物模糊、抽搐等临床症状，严重时甚至会夺去妈妈和宝宝的生命。

饮食方面需要注意以下几点：

1.控制钠盐的摄入

每天限制在3~5克以内，避免所有含盐量高的食品：如浓肉汁、调味汁、方便面调料包；薰干制品、咸菜、酱菜等腌制品；肉、鱼、蔬菜等罐头制品；比萨饼、薯条等油炸食品；香肠、火腿等熟食。酱油也不能摄入过多，6毫升酱油约等于1克盐的量。如果已经习惯了较咸的口味，可用部分含钾盐代替含钠盐，能够在一定程度上改善少盐烹调的口味。还可以用葱、姜、蒜等调味品制出多种风味的食品来满足食欲。

2.三高一低饮食

即高蛋白、高钙、高钾及低钠饮食。孕妇应多吃鱼、肉、蛋、奶及新鲜蔬菜，补充铁和钙剂，少食过咸食物。

3.加强孕期营养及休息

减少脂肪过多的摄入，加强妊娠中、晚期营养，尤其是蛋白质、多种维生素、叶酸、铁剂的补充。若因母体营养缺乏造成低蛋白血症或严重贫血者，其妊高症发生率会随之增高。

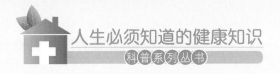
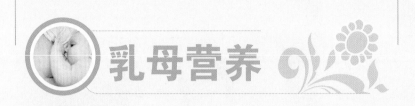

乳母营养

母乳概述

　　乳汁分泌是一个十分复杂的神经内分泌调节过程。母乳分为4种：产后4天的乳汁称为初乳；4~10天的乳汁称为过渡乳；10天~9个月的乳汁称为成熟乳；9个月以后的乳汁称为晚乳。各期母乳成分见表。

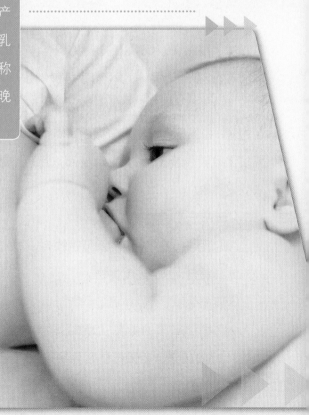

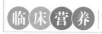

各期母乳营养成分含量

母 乳	蛋白质（％）	脂肪（％）	碳水化合物（％）	矿物质（％）
初 乳	2.25	2.83	7.59	0.30
过渡乳	1.56	4.37	7.74	0.24
成熟乳	1.20	3.50	7.50	0.20
晚 乳	1.07	3.16	7.47	0.19

初乳的营养成分最佳，含各种抗体最多，能保护小儿娇嫩的胃肠道和呼吸道黏膜免受各种细菌、病毒等微生物的侵袭，对预防新生儿的感染具有重要作用。然而，在我国有些地区长期以来一直认为初乳"没有营养"，而将它废弃掉，非常可惜；还有一些产妇因为难以忍受新生儿吸吮的疼痛，而放弃母乳喂养，同样令人遗憾。另外，每次喂奶时间先后的不同，乳汁的成分也不一样，如前半部乳汁中蛋白质的含量较后半部的含量高。所以，不仅要哺喂孩子初乳，而且也不要丢弃后半部分乳汁，要让孩子充分摄取母乳中的营养。

哪些因素会影响乳汁的分泌

乳汁形成的物质基础是母体的营养，来自于哺乳期母体通过食物的摄入，也包括动用母体的储备或分解母体组织。影响乳汁分泌的因素有很多，但最大的影响因素是营养状况对乳汁营养成分的影响。乳母膳食均衡、营养充足，所分泌的乳量及成分的差异不大，一般能保证婴儿的营养需要。如果乳母膳食中营养素摄入不足，则将动用母体中的营养素储备来维持乳汁营养成分的恒定，甚至牺牲母体组织来保证乳汁的质与量。如果母体长期营养不良，乳汁的分泌量也将减少。影响婴儿对蛋白质和其他营养物质的摄入量。当乳母能量摄入很低时，可使泌乳量减少到正常的40%~50%；严重营养不良的乳母泌乳量可降低到每天100~200毫升，甚者可能完全终止泌乳。此外，乳母饮酒、疾病、怀孕等均影响泌乳。

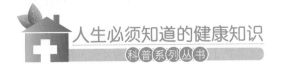
焦虑、愤怒、抑郁、疲劳、怕痛等都可减少或抑制催乳素分泌，阻止射乳反射的建立，使泌乳量减少。

哺乳可以保护母体健康

哺乳过程中婴儿对乳房的不断吮吸，刺激母体子宫收缩，能够减少产后子宫出血的危险，还可以促进产后子宫较快地恢复到孕前状态，并可以避免乳房肿胀和乳腺炎的发生。

（1）哺乳与肥胖：妊娠期间，母体脂肪沉积约99兆焦（23740千卡）的能量，用母乳喂养婴儿，可有效地消耗这部分能量，有利于乳母的体重尽快复原，预防产后肥胖。

（2）哺乳与骨质疏松：按每天泌乳750毫升计，持续6个月的哺乳妇女经乳汁丢失钙约50克，或约占5%的总体钙。假设哺乳期间钙的吸收率没有变化，平均每天约需要660毫克的膳食钙以补充经乳汁丢失的262毫克钙。如果母亲膳食钙摄入量不能满足需要，母体会动用骨骼中的钙用于维持乳汁中钙的稳定，其结果可以导致乳母因缺钙而骨质软化、骨质疏松等。所以哺乳期适量增加钙的摄入，对降低患骨质疏松症的危险有重要意义。

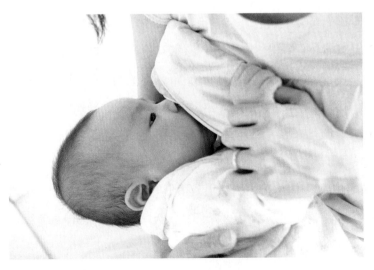

（3）哺乳与乳腺癌：大量的研究表明，母乳喂养可以降低发生乳腺癌和卵巢癌的危险。

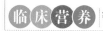

母乳喂养的优点

（1）由于母乳蛋白质凝块小，脂肪球也小，且含有多种消化酶，有助于脂肪的消化及营养物质的吸收。

（2）母乳所含营养成分如优质蛋白质、必需脂肪酸及乳糖较高，游离氨基酸较牛乳高，其中半胱氨酸与甲硫氨酸比例较高，可弥补新生儿合成不足，这些都有利于婴儿大脑的迅速发育。母乳中的卵磷脂及鞘磷脂，对婴儿中枢神经系统发育极为重要，牛磺酸、乳糖对大脑发育有利。

（3）母乳中含有大量的免疫物质，有利于婴儿的抗感染能力。有各种免疫球蛋白如IgA、IgG、IgM、IgE等，尤以最为重要的分泌型IgA量最多。母乳中还含有中性粒细胞、T和B淋巴细胞、浆细胞及巨噬细胞等免疫细胞。

（4）母乳为婴儿的生理食品，不易引起婴儿过敏，而牛乳中的蛋白易发生变态反应，引起肠道少量出血和婴儿湿疹。

（5）母乳几乎无菌，直接喂哺不易污染，无需消毒。母乳温度适宜，婴儿吸吮速度及吸吮量又可随需要增减，十分方便经济。

（6）母乳喂哺最大的优点是能增加母子间的感情，通过抚摸、拥抱、对视等使婴儿获得满足感和安全感。

（7）婴儿对乳房的吸吮能反射性地促进母亲子宫收缩，早日康复，从而减少并发症。

母乳喂养的方法

（1）哺乳时间：足月新生儿出生后4~6小时应抱给母亲哺乳。而且越早越好，可防止低血糖并促进乳汁分泌，开始时一天8~10次，以后逐渐减少。

（2）哺乳方法：母亲清洗双手，用温开水擦洗乳头，抱起小儿于怀中，头偎于母亲左侧手臂则先喂左侧乳房，吸空后换另一侧，每次轮流从一侧开始，这样使每侧

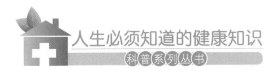

乳房都有机会吸空。哺乳时要观察小儿的吸吮情况，完毕后以软布擦洗乳头乳房，再将小儿抱直，头靠母肩，用手轻拍小儿背部，使哺乳时吸入的空气排出，以防溢奶。哺乳后婴儿宜向右侧卧，头略垫高。

(3)断奶时间：一般小儿于10~12个月可完全断奶，但断奶必须有一个过渡的阶段。自4~5个月起加添辅助食品，为断奶做好充分准备，使之习惯于半固体、固体食物，切忌骤然断奶。

乳母的营养需要与每日推荐营养素摄入量

乳母在哺乳期间的营养需要远大于妊娠期的需要。只有为乳母提供良好的营养才能保证乳汁的正常分泌，维持乳汁的质量。乳母每天约分泌600~800毫升的乳汁来喂养孩子，当营养供应不足时，就会通过分解自身组织来满足婴儿对乳汁的需要，所以为了保护母亲健康和分泌乳汁的需要，必须供给乳母充足的营养。

(1)能量：中国营养学会提出的乳母每日能量推荐摄入量，在正常成年妇女的基础上每日增加500千卡，其中最好有100千卡来自蛋白质。轻体力劳动的哺乳期妇女应摄入能量3000千卡/天。蛋白质、脂肪、碳水化合物的供热比分别为13%~15%、

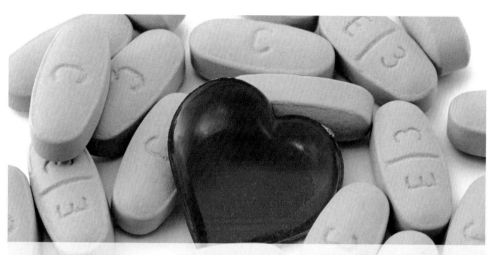

20%~30%、55%~60%。衡量乳母摄入的能量是否充足，可根据母乳量和母亲体重来判断。

（2）蛋白质：母乳蛋白质平均含量为1.2克/100毫升。正常情况下每日泌乳量约为750毫升，所含蛋白质9克左右，母体膳食蛋白质转变为乳汁蛋白质的有效率为70%，所以分泌750毫升的乳汁需要消耗膳食蛋白质13克。如果膳食蛋白质的生理价值不高，则转变成乳汁蛋白质的效率更低，应多吃些动物性食物和大豆制品以供给优质蛋白质。我国推荐膳食营养素供给量建议乳母膳食蛋白质每日应增加20克，达到每日85克。

（3）钙：母乳的钙含量比较稳定，一般含34毫克/100毫升。乳母钙的需要量是指维持母体钙平衡的量和乳汁分泌所需钙量之和。我国推荐膳食营养素供给量建议乳母钙摄入量每日为1200毫克，可耐受最高摄入量每日为2000毫克。钙的最好来源为牛奶，乳母每日若能饮用牛奶500毫升，则可从中得到570毫克钙。但通过日常膳食很难达到推荐摄入量，故可在营养师指导下补充适量钙制剂。

此外，乳母还应注意铁、锌、碘等微量营养素和维生素A、维生素D、维生素E、维生素B族、维生素C的补充。在哺乳期需要优先考虑的营养素包括维生素A、维生素B_1、维生素B_2、维生素B_6、维生素B_{12}、碘和硒等。

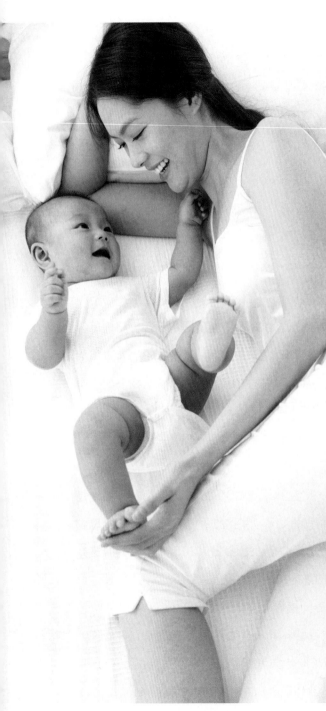

乳母膳食指南

（1）适当增加鱼、禽、蛋、瘦肉、海产品的摄入量。动物性食品如鱼、禽、蛋、瘦肉等，可提供丰富的优质蛋白质，乳母宜多采用，每天摄入的蛋白质应保证1/3以上来自动物性食品。如果膳食中蛋白质的质和量不理想，可使乳汁的分泌量减少，并影响到乳汁中蛋白质的氨基酸组成。乳母多吃些海产品对婴儿的生长发育有益，海鱼脂肪富含二十二碳六烯酸（DHA），牡蛎富含锌，海带、紫菜富含碘。

（2）适当增饮奶类，多喝汤水。奶类含钙量高，易于吸收利用，是钙的最好食物来源。乳母摄水量不足时，可使乳汁分泌减少，故乳母每天应多饮汤水。鱼汤、鸡汤、肉汤的营养丰富，含有可溶性氨基酸、维生素和矿物质等营养成分，还能刺激消化液的分泌，改善食欲，帮助消化，促进乳汁的分泌。

（3）食物多样，不过量。以满足营养需要为原则，保证多样化的平衡膳食。

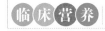

（4）忌烟酒，少饮浓茶和咖啡。

（5）科学运动和锻炼，恢复健康体重。哺乳期妇女除注意合理膳食外，还应适当运动及做产后健身操，这样可以促使产妇机体复原，保持健康体重，同时减少产后并发症的发生。

乳母要忌口的食物

（1）产后饮食宜清淡，避免刺激性的食物，包括辛辣的调味料、辣椒、过量的酒、咖啡等，可少量食用胡椒、醋。

（2）尽量不要吃腌制的鱼、肉等食物。忌食盐过多，从而加重肾脏的负担或造成血压增高。

（3）不要多吃难以消化的油炸食物和黏食。产妇的消化能力较弱，而且油炸食物能量过高，还会含有致癌物。

（4）不要喝浓茶和咖啡。

（5）如果不得不服药，要先听取医生建议。

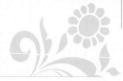

婴幼儿营养

婴幼儿生长发育指标公式

1.身高计算公式（2岁以上）

$$身高=年龄×5+80（厘米）$$

出生时宝宝平均身长为50厘米左右。第一年身长增长得最快，1~6个月时每月平均增长2.5厘米，7~12个月每月平均增长1.5厘米，周岁时比出生时增长25厘米，大约

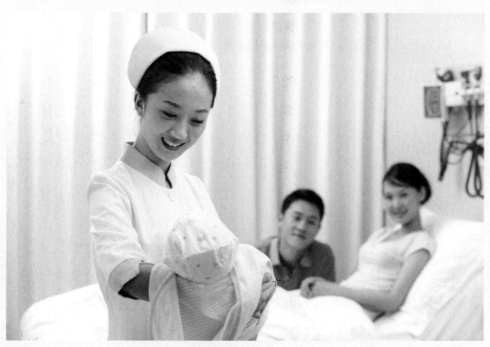

是出生时身长的1.5倍。出生后第二年，增长速度开始变慢，全年仅增长10~12厘米。

2.体重计算公式

1~3个月：体重=出生体重+月龄×0.7（千克）

4~6个月：体重=出生体重+月龄0.6（千克）

7~12个月：体重=出生体重+月龄×0.5（千克）

1岁以上：体重=年龄×2+8（千克）

3.出牙计算公式

牙齿数=月龄−6

两岁半以前乳牙全部萌出。

新生儿营养需求

新生儿出生后的2~4周内生长速度最快，按新生儿中等增长速度计算，每日增长体重在30克以上。新生儿期较其他各期相对营养素需要量高，为保证新生儿营养素的供给，减少或避免新生儿生理性体重减轻，应注意新生儿的营养供给量。新生儿补充营养的主要方式为母乳喂养、混合喂养和人工喂养。

（1）热能：新生儿每日需热能100~120千卡/千克体重，如出生时体重为3千克，每日需热量300~360千卡。

（2）蛋白质：新生儿时期处于正氮平衡状态，不仅要求相当高的蛋白质量，而且需要优质蛋白质。

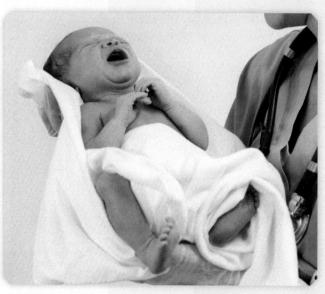

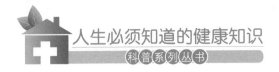

（3）脂肪：新生儿需要各种脂肪酸和脂类，其中必需脂肪酸的摄入应占总热能的1%~3%。

（4）碳水化合物；母乳喂养时，碳水化合物的摄入应占热能的50%。3千克时婴儿每日应摄入碳水化合物45克。

（5）其他各种营养素：钙400~600毫克、铁10毫克、维生素A200微克、维生素D10微克，水为每日每千克体重80~150毫克。

婴幼儿喂养指南

1.6月龄内婴儿喂养指南

（1）产后尽早开奶，坚持新生儿第一口食物是母乳。

（2）坚持6月龄内纯母乳喂养。

（3）顺应喂养，建立良好的生活规律。

（4）生后数日开始补充维生素D，不需补钙。

（5）婴儿配方奶是不能纯母乳喂养时的无奈选择。

（6）监测体格指标，保持健康生长。

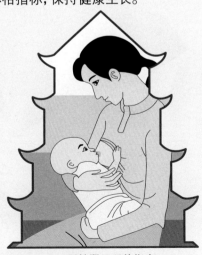

母乳是6个月以内婴儿最理想的天然食品。按需喂奶，每天喂奶6~8次。

可在医生的指导下，使用少量营养补充品，如维生素D或鱼肝油。

0~6月龄婴儿喂养指南

2. 7~12月龄婴儿喂养指南

（1）继续母乳喂养，满6月龄起添加辅食。

（2）从富含铁的泥糊状食物开始，逐步添加达到食物多样。

（3）提倡顺应喂养，鼓励但不强迫进食。

（4）辅食不加调味品，尽量减少糖和盐的摄入。

（5）注重饮食卫生和进食安全。

（6）定期监测体格指标，追求健康生长。

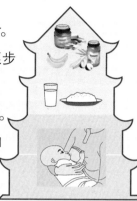

逐渐添加的辅助食品，至12月龄时，可达到如下种类和数量
谷类40~110克
蔬菜类和水果类各25~50克
蛋黄1个或鸡蛋1个
鱼/禽/畜肉25~40克
油5~10克

婴儿配方食品补充母乳的不足（母乳、婴儿配方奶600~800毫升）

7~12个月龄婴儿喂养指南

3. 1~3岁幼儿喂养指南

（1）继续给予母乳喂养或其他乳制品，逐步过渡到食物多样。

（2）选择营养丰富、易消化的食物。

（3）采用适宜的烹调方式，单独加工制作膳食。

（4）在良好环境下规律进餐，重视良好饮食习惯的培养。

（5）鼓励幼儿多做户外游戏与活动，合理安排饮食，避免过瘦与肥胖。

（6）每天足量饮水，少喝含糖高的饮料。

（7）定期监测生长发育状况。

（8）确保饮食卫生，严格餐具消毒。

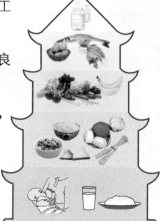

油20~25克

蛋类、鱼虾肉、瘦畜禽肉等100克

蔬菜类和水果类各150~200克

谷类100~150克

母乳和乳制品，继续母乳喂养，可持续至2岁或幼儿配方食品80~100克

1~3岁幼儿喂养指南

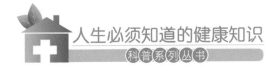

怎样给婴儿选择配方奶粉

对于4~6个月的婴儿，母乳无疑是最理想的奶制品。假如母亲因特殊情况不能哺乳时，应该为宝宝选择一些蛋白质含量适中、易消化和吸收的配方奶粉。配方奶粉在营养结构方面优于普通鲜奶及全脂奶粉，且按照婴儿营养需要，强化了多种维生素、矿物质及微量元素，各种营养素配比均衡，有利于宝宝的生长发育。

对6个月到3岁的婴幼儿，应该选择适合不同年龄段的配方奶粉，因为这段时间是智力飞速发展的时期，最好给宝宝选用含有DHA和EPA（两者均为长链多不饱和脂肪酸，有助于小儿脑部及视力的发育）成分的配方奶粉。

脑组织发育约有80%是在出生后第一年完成的，此阶段是婴儿认知与视觉功能发育的高峰期，因此，合理营养会对婴儿大脑智力发育产生持久的影响。

等到宝宝长大后，可以改喝鲜奶了。要选择通过国际质量体系认证的企业所生产的产品，知名品牌的产品符合国家卫生标准，质量有保障。同时还要验看鲜奶的保质期。每日用量不要超过1000毫升。有些幼儿喝牛奶出现腹泻、过敏症状（即乳糖不耐受或对牛奶中的蛋白质过敏），可选用豆类配方奶粉，如果症状较轻，可少量多餐（每次100毫升，每40分钟一次），一般会逐渐改善，实在不行可改用酸奶，经过发酵后乳糖可减少，人体更易吸收。注意不要用含乳饮料来替代奶制品。

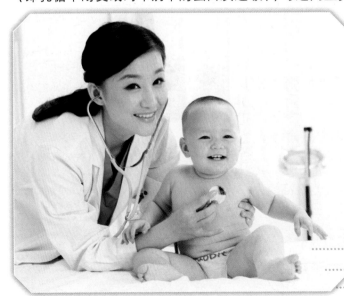

妇幼疾病的营养疗法

怎样选择人工喂养的乳类

（1）速溶奶粉：速溶奶粉溶解速度快，但消化困难，含糖量高，颗粒粗，易吸收水分，不太适合婴儿喂养。

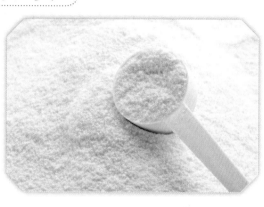

（2）甜奶粉：甜奶粉是将牛奶水分去掉，加糖制成，每100克甜奶粉含糖50多克，而淡奶粉含糖为35克。甜奶粉保持了牛奶的原有成分，但含糖量高，不易消化，且易造成小儿对甜食的依赖，添加辅食困难。

（3）淡奶粉：淡奶粉的成分和甜奶粉基本一样，只是含糖量不同，淡奶粉每100克含糖35克。酪蛋白含量较高，不易消化，不太适合婴儿喂养。

（4）婴儿奶粉：婴儿奶粉是以牛奶为主要原料，应用营养互补原理，从大豆中提取大豆蛋白和油脂，来弥补牛奶中酪蛋白含量高不易消化的缺点，增加了多种营养素，比较适合婴儿食用。

（5）母乳化奶粉：营养学家根据母乳的营养成分，重新调整搭配奶粉中酪蛋白与乳清蛋白、饱和脂肪酸与不饱和脂肪酸的比例，除去了部分矿物盐的含量，加入适量的营养素，包括各种必需的维生素、乳糖、精炼植物油等物质。母乳化奶粉也叫配方奶，非常适合喂养婴儿。

人工喂养的注意事项

人工喂养时，要为婴儿选择合适的奶瓶（含奶嘴）。奶瓶及奶嘴的清洗、消毒一定要彻底，并使用清洁饮用水调制婴儿配方食品。由于婴儿的肠胃发育尚未完善，无论使用哪一种代乳品，都应该严格按相应的冲调原则操作，否则很容易引起婴儿

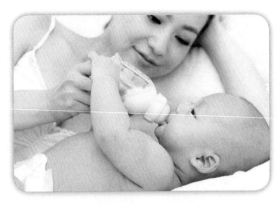

腹泻或其他健康问题。

冲调好的奶的温度要适宜，不宜过热或过冷，妈妈可将调好的奶液滴几滴在自己手腕内侧或手背，以不很热（烫手）为适宜。

喂奶时应把奶瓶垂直于嘴，若奶嘴有两孔时，两孔对着两侧嘴角，使奶嘴充满奶液，以免婴儿吸入很多空气而引起腹胀、溢奶。每次喂奶时间为15~20分钟，不宜超过30分钟。

每次喂奶不必强求婴儿把奶瓶内的奶喝完。剩余的奶汁应立即处理掉，并及时清洗奶瓶，避免细菌生长。两次喂哺间隔3~4小时。

若发现婴儿对牛奶有过敏反应，如呕吐、腹痛、湿疹、荨麻疹等，应立即停止使用，在医生指导下改用其他不含牛奶的代乳品。

添加辅食的注意事项

（1）由少量开始，逐渐增多。当孩子愿意吃并能正常消化时，再逐渐增多。如孩子不肯吃，就不要勉强。

（2）辅食要由稀到干，由细到粗，由软到硬，由淡到浓，循序渐进、逐步增加。

（3）要根据季节和孩子身体状态来添加辅食，并要一种一种地增加，逐渐加到多种。如果孩子大便不正常，要暂停增加，待恢复正常后再增加。另外，在炎热的夏季和孩子身体不好的情况下，不要添加辅食，以免产生不适。

（4）辅食宜在孩子吃奶前饥饿时添加，这样孩子容易接受。随着辅食的逐渐增加，可由每天代替半顿奶逐步过渡到代替一顿奶。

（5）要注意卫生，婴儿餐具要固定专用，除注意认真洗刷外，还要每日消毒。喂

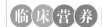

饭时, 家长不要用嘴边吹边喂, 更不要先在自己嘴里咀嚼后再吐喂给婴儿。

(6) 喂辅食时, 要锻炼婴儿逐步适应使用餐具, 为以后独立用餐具做准备。一般6个月的婴儿就可以自己拿勺往嘴里放, 7个月就可以用杯子或碗喝水了。

(7) 家长在喂婴儿辅食时, 要有耐心, 还要想办法让孩子对食物产生兴趣。

如何为婴幼儿制作辅食

1.菜水(汁)的制作

原料: 新鲜绿色蔬菜, 如青菜、菠菜、油菜、白菜等均可。

制作方法: 取以上一种新鲜蔬菜, 洗净, 切碎; 水烧开后, 放入碎菜, 煮5分钟, 待温度适宜时用消毒纱布或清洁双层纱布挤压出菜汁, 即可饮用。菜水(汁)要随煮随用, 因为放置后维生素C会逐渐丢失。

2.果汁的制作

原料: 新鲜的水果, 如橘子、橙子、柚子、西瓜等。

制作方法: 将水果洗净, 挤、榨出果汁即可食用。

3.菜泥的制作

原料: 胡萝卜、土豆、南瓜、红薯、青菜叶等。

制作方法: 取新鲜胡萝卜或土豆、南瓜、红薯等, 洗净、去皮, 放入锅中蒸熟或加水煮熟, 取出放在碗中用勺压碎。也可用青菜叶, 用开水煮5分钟, 将菜煮烂, 将煮烂菜叶放在清洁不锈钢筛过筛, 筛下的泥状物即菜泥。

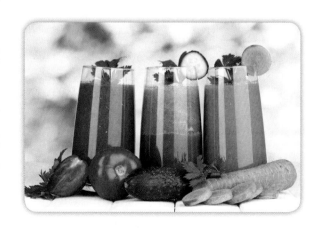

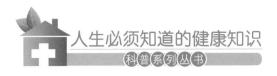
4.果泥的制作

原料：新鲜的水果，如苹果、梨、桃、草莓、香蕉、猕猴桃等。

制作方法：将水果洗净，削皮，用勺子刮果肉，碾成泥状，即果泥。

5.鱼泥、肝泥的制作

原料：新鲜鱼类，如鲫鱼、带鱼等，新鲜动物肝脏，如鸭肝、鸡肝等。

制作方法：取新鲜的鱼去鱼皮、鱼头，洗净，放入锅中蒸熟或加水煮熟，取出放在盘中反复清除鱼骨刺，即可食用，或添加到粥、软面条中食用。肝泥的制作方法与鱼泥类同，将新鲜的动物肝脏洗净，去筋切碎，放入碗中，加适量水蒸熟即可。

婴幼儿常见营养缺乏病及防治

1.佝偻病

佝偻病（rickets）是婴幼儿常见的一种营养缺乏病，以3~18个月的婴幼儿最多见，主要系缺乏维生素D及钙、磷代谢失常所引起。北方秋季出生的婴儿常因接受阳光少而发病率较高。佝偻病患儿体质虚弱，易感染各种疾病，如肺炎、心肌

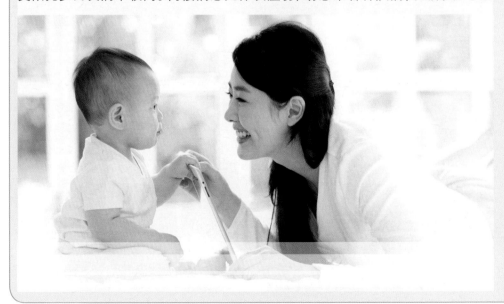

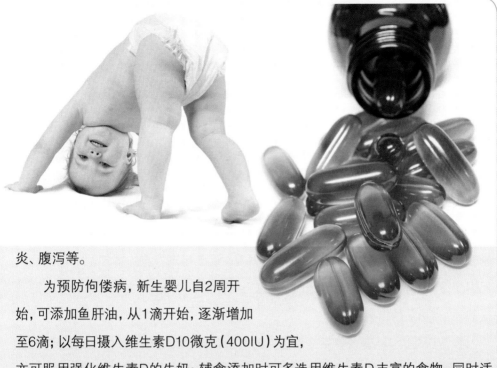

炎、腹泻等。

为预防佝偻病，新生婴儿自2周开始，可添加鱼肝油，从1滴开始，逐渐增加至6滴；以每日摄入维生素D10微克（400IU）为宜，亦可服用强化维生素D的牛奶；辅食添加时可多选用维生素D丰富的食物，同时适当晒太阳以增加皮下产生的维生素D，每日晒1小时一般可达预防效果。与此同时，增加含钙食物的摄入。

2.缺铁性贫血

缺铁性贫血（iron deficiency anemia, IDA）是由于体内储铁不足和食物缺铁造成的一种营养性贫血，多见于6个月至2岁婴幼儿。发病原因：一是母亲在妊娠期营养不良或早产，使新生儿体内铁储备不足；二是婴儿时期生长过快，需铁量增加，但婴儿以乳食为主，奶中含铁低，又未能在辅食中得到及时补充；三是有些较大幼儿因营养供应不足或急慢性疾病感染，经常腹泻或长期慢性失血等。

预防婴幼儿缺铁性贫血，首先要做好母亲的孕期保健，保证孕妇有充足的营养，以防新生婴儿体内铁储备不足；在哺乳期要适时（一般4个月后）添加辅食，特别是含铁丰富的食物如肝泥、肉末、蛋黄、豆类等，同时应增加蔬菜、水果等富含维生

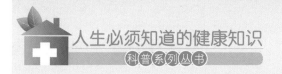
素C的食物以促进铁吸收。早产儿体内铁储备少，出生后4个月更应及时补充。

3.锌缺乏症

锌是人体中重要的微量元素，人的整个生命过程都离不开锌。一生中最需要锌的时期是胚胎期、新生儿期和幼儿期。锌缺乏症(zinc deficiency)是婴幼儿的常见病，母乳不足、未能按时增加辅食、锌吸收利用不良、偏食等均可造成锌缺乏。

为防止婴幼儿缺锌，首先应提倡母乳喂养，人乳中锌最容易为婴儿所吸收；其次在婴儿饮食中，增加富含锌的各种动物性食品，如猪肉、猪肝、鱼、海产品等。

4.蛋白质-能量营养不良

蛋白质-能量营养不良(protein-energy malnutrition, PEM)是目前发展中国家较严重的营养问题，主要见于5岁以下儿童。近些年来严重的水肿型PEM在我国已很少见，但蛋白质轻度缺乏在一些地区仍然存在。发病原因主要是饮食中长期缺乏热能、蛋白质的结果。

预防蛋白质-能量营养不良最主要的是因地制宜地供给高蛋白(特别要注意优质蛋白质的含量)，改善其营养状况。但应注意食物蛋白质、能量应逐渐增加，以防消化功能紊乱。同时注意各类营养素摄入量之间的平衡。

5.婴幼儿腹泻

婴幼儿腹泻又名婴幼儿消化不良，是婴幼儿期的一种急性胃肠道功能紊乱，以腹泻、呕吐为主的综合征。以夏秋季节发病率最高。本病治疗得当，效果良好，但不及时治疗以至发生严重的水电解质紊乱时可危及小儿生命。

小儿腹泻饮食禁忌

(1)不能吃生冷和刺激类食物。生冷瓜果、凉拌菜等生冷类和辣椒、芥末等刺激性食物对肠道有刺激，腹泻时不宜吃。

(2)不能吃导致腹胀的食物。豆类、过多的牛奶等会使肠内胀气，加重腹泻。

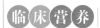

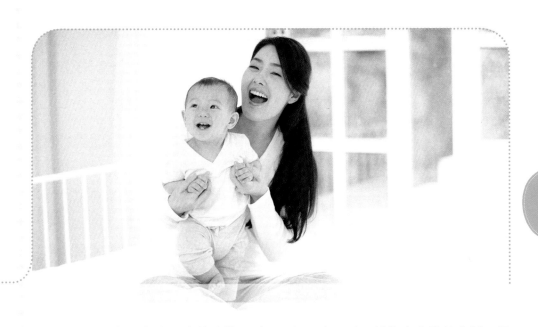

某些小孩因不能消化牛奶中的乳糖而致泻,所以腹泻时可暂停含乳糖的乳制品摄入,待病愈后缓量摄取,直到逐渐适应。但酸牛奶含有乳酸杆菌,能抑制肠内有害细菌,且无乳糖,可以食用。

(3)不能吃高糖食物。糖在肠内会引起发酵而加重胀气,所以糖果、巧克力、甜点等含糖量较高食物应少吃。

(4)不能吃高脂食物。因腹泻时消化能力降低,奶油、肥肉、油酥点心等高脂肪类食物,常因脂肪未消化而导致滑肠,造成腹泻。

(5)不能吃不易消化的食物和垃圾食品。油炸、烧烤等加工方式会导致食物难以消化。火腿、香肠、腌菜、方便面等过度加工的垃圾食品中含有害成分。

(6)不能吃粗纤维较多的食物。芹菜、菠菜、韭菜、榨菜、笋类等含粗纤维素较多,能加速肠蠕动,加重腹泻。

值得指出的是,严重腹泻尤其伴有呕吐者,胃肠道消化吸收功能低下,继续喂食会加重或延长腹泻,所以可先禁食,接受静脉补液。待腹泻稍缓,再继续喂食以保持机体营养平衡。

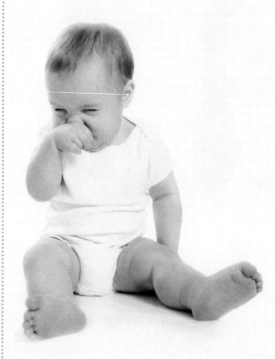

如何培养良好的饮食习惯

要为婴儿创造良好的进餐环境，避免婴儿分心，多与婴儿进行眼神、语言交流，帮其养成专心进食的好习惯。当婴儿出现拒食时，应耐心地鼓励婴儿进食，不要强迫，尝试调整食物的种类、搭配、形状、花色、口味，以提高婴儿的进食兴趣。具体做法如下。

（1）固定喂食时间和固定喂食者，最好在同一地点，用相同的餐具，使婴儿形成必要的条件反射。给婴儿准备漂亮的饭碗，碗里的食物不要盛放太多。

（2）尽可能让婴儿品尝和体验各种味道，培养对食物的喜好。

（3）营造安静舒适的进餐环境，不要让婴儿边吃边玩玩具，也不要边看电视或者边讲故事边喂饭；更不要追着婴儿喂饭，应该让婴儿全身心地投入到进食过程中。

（4）适当增加婴儿的活动量，婴儿玩累了就容易饿，进食就比较容易了。

（5）不要在进餐时训斥婴儿，应让婴儿心情愉快地进食，更不要强迫婴儿进食。婴儿吃完饭以后，要给予适当的表扬，使婴儿感觉到鼓励和快乐，对吃饭产生兴趣并有新奇感。

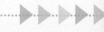

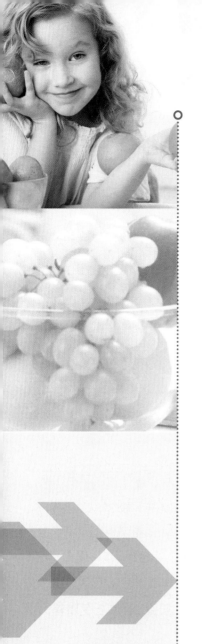

食谱举例

小儿腹泻食谱

1. 消食饼

原料：炒山楂120克、炒白术120克、神曲60克、米粉250克。

用法：把山楂、白术和神曲一并研为细末，与米粉和匀，然后加入清水适量，如同和面，搓揉成团，分成蛋黄大小的团块，压成饼状，把饼放入蒸笼内蒸熟即可。每日2~3次，每次嚼服或用开水泡服2~3块，至症状消失为止。

功效：开胃口，助消化。适用于小儿伤食、消化不良，食积伤脾，嗳酸腐气或伤食泄。

2. 益脾饼

原料：白术120克、干姜60克、鸡内金60克、熟枣肉250克。

用法：白术、鸡内金皆用生者，每味药各自轧细焙熟，再将干姜轧细，和枣肉同捣如泥，做成小饼。木炭火上炙干，空腹时当点心，细嚼咽之。

功效：温中益脾。

主治：脾胃寒湿，饮食减少，长期腹泻，玩固不化。

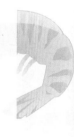

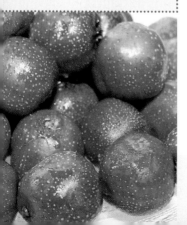

妇幼疾病的营养疗法

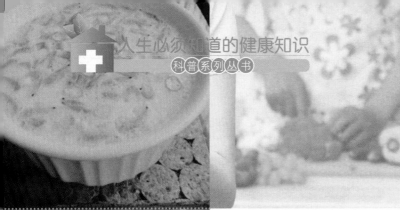
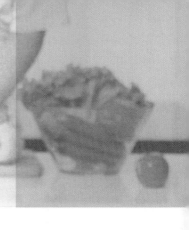

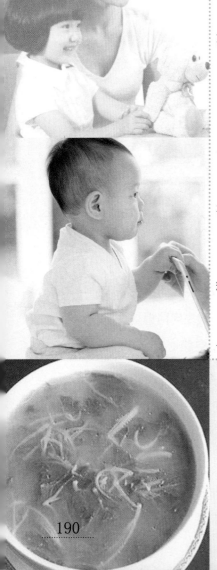

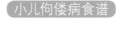
小儿佝偻病食谱

1. 虾皮蛋羹

原料：虾皮10克、鸡蛋1个。

用法：将鸡蛋打花，加入虾皮搅拌均匀，放入蒸锅中蒸熟食用。

功效：补肾、壮阳、益精。

2. 炖三鲜素鸭肾

主料：北豆腐400克、鲜香菇50克、冬笋50克、油菜100克。

调料：料酒 25克、花生油25克、香油15克、淀粉（玉米）50克、盐3克、味精2克、胡椒粉 2克、姜3克。

用法：

（1）将豆腐用手搓成细蓉，放入小盆里，加入精盐、味精和干淀粉搅拌均匀。

（2）取小羹匙10个，内壁刷一层香油，放上豆腐蓉，上屉置火上蒸10分钟左右取出。

（3）先将豆腐蓉扣在手里，再放入温水盆中，即为素鸭肾。

（4）香菇和冬笋均切成骨牌片，投入沸水锅内汆一下，捞出。

（5）油菜心掰去老叶，只剩三四个嫩叶的菜心，用小刀将菜心的根部削成尖圆锥形，再自中间剖开洗净，投入沸水锅内汆透，捞出。

（6）锅置火上，放入花生油烧至温热，将姜末煸炒出香味，倒入鲜汤500克烧沸，加入精盐、味精、料酒、胡椒粉、香菇片、冬笋片和菜心稍炖片刻，随即捞入盘内。

（7）将菜心摆成花瓣形，香菇片和冬笋片摆在盘中，汤内下入素鸭肾炖沸。

（8）用湿淀粉将汤汁勾浓，浇在香菇片和冬笋片上即成。

小儿便秘食谱

1. 菠菜汤

主料：菠菜500克。

调料：猪油（炼制）25克、酱油3克、盐3克、味精2克、姜4克。

用法：

（1）菠菜洗净，切成1.7厘米长的横段，并用水略焯捞出，放入凉水冲凉、控干。

（2）汤锅内放入猪油置火上烧热，加姜末、酱油。烹出香味后，随即倒入高汤、味精、菠菜。待汤开后即可。

2. 冰糖香蕉

原料：香蕉2只、冰糖适量。

用法：取香蕉2只去皮放入盘中，加冰糖适量，隔水蒸透。每日服2次，连服7日即可。

功效：清热润燥，润肠通便。适用于虚弱患者。

（本章编者：王 磊、胡 南）

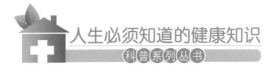

参考文献

［1］中国营养学会. 中国居民膳食指南[M]. 拉萨: 西藏人民出版社, 2010.

［2］陈辉. 现代营养学[M]. 北京: 化学工业出版社, 2011.

［3］陆再英, 钟南山. 内科学[M]. 第7版. 北京: 人民卫生出版社, 2008.

［4］孙长颢. 营养与食品卫生学[M]. 第7版. 北京: 人民卫生出版社, 2012.

［5］刘庆春. 糖尿病饮食密码[M]. 北京: 中国人口出版社, 2011.

［6］Reiner Bartl , Bertha Frisch. 骨质疏松症诊断、预防、治疗[M]. 第2版. 北京: 人民军医出版社, 2012.

［7］何志谦, 孙远明. 食品营养学[M]. 第2版. 北京: 中国农业大学出版社. 2010.

［8］郝希山, 魏于全. 肿瘤学[M]. 第1版. 北京: 人民卫生出版社. 2010.

［9］刘志皋. 食品营养学[M]. 第2版. 北京: 中国轻工业出版社. 2008.

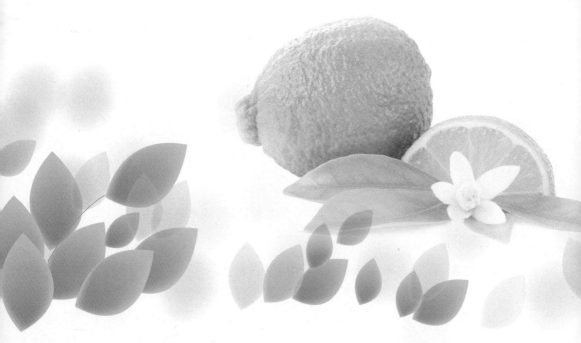